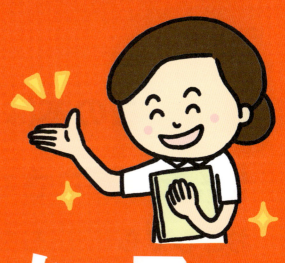

予防のための せん妄ケア

北浦 祐一 監修
松下記念病院 精神神経科

吉井 ひろ子 編集
関西医科大学総合医療センター 看護部

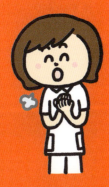

MC メディカ出版

はじめに

この本は・・・

せん妄を起こさないように予防
おこしても悪化しないよう
治療・対応できるように
するための本

あなたはせん妄になった患者さんに対応したことはありますか？

「暴言を吐かれて、蹴られた」「大声で叫んで、ほかの患者さんも眠れなかった」「帰るといって、家族にきてもらわないといけなかった」

このような経験をされた方は少なくないでしょう。今まさに苦労されている方もいるかと思います。

近年、超高齢社会になり、せん妄になってしまう患者さんは年々増加の一途をたどっています。この本は、せん妄を起こさないように予防する、もし起きたとしても悪化しないように治療・対応ができるようになるための本です。本書の特色は、頭に入りやすいように、キーメッセージを大きく示し、解説をその下に示します。

明日からの臨床に役立つような、具体的なアクションプランも提示していますので、ぜひご活用ください。

看護師の皆さまへ

　日頃より、患者さんへの対応をありがとうございます。特に目まぐるしく変化するせん妄患者さんへの対応には、ご苦労も多いと思います。せん妄は詳細な病態が未だ解明されておらず、確立した治療方法はありませんが、予防や治療の有効性は示されています。

　せん妄の症状は、発熱や痛み、呼吸困難などの身体症状とは違い、症状が私たちスタッフ、特に看護師の皆さんに向くことから、患者さんの苦痛に焦点を当てられないことが多いです。しかし最も苦しんでいるのは、ほかならぬ患者さんやそのご家族です。

　本書はそのことを忘れず、苦しみをできるだけ早く、適切に軽減できるよう、多職種（医師、看護師、薬剤師、作業療法士、心理士、ソーシャルワーカー）でわかりやすく丁寧に書きました。ぜひご活用ください。

パナソニック健康保険組合松下記念病院 精神神経科 部長　**北浦祐一**

看護師の皆さんへ

　リエゾン精神看護は、分野を問いません。

「みんながリエゾン」として、入院中だけでなく、地域でのせん妄予防と対策をつなげていくために、どの領域でも必要なせん妄の知識を看護実践につなげ、地域への橋わたしを多職種ですすめていきましょう。

　勤務しているご施設で、せん妄予防と対策がよりすすみますように、この本を院内勉強会でご活用いただけると幸いです。

関西医科大学総合医療センター 看護部／精神看護専門看護師　**吉井ひろ子**

Contents

予防のための
せん妄ケア
起こしません、もう!!

はじめに ……………………………………… 2
執筆者一覧 …………………………………… 6

第1章 せん妄はなぜ予防が大切なのか

1 知っておきたいせん妄の基礎知識 ……………………… 8
2 せん妄はなぜ予防が大切なのか …………………… 14

第2章 今日からできる予防の取り組み

1 予防のための薬剤の知識
不眠時に使用する薬剤と問題点 ………… 18 ベンゾジアゼピン系薬剤 ………………… 19
オレキシン受容体拮抗薬 ………………… 24 抗うつ薬 …………………………………… 27
処方薬の整理 ……………………………… 28

2 知識を実践につなげる
せん妄の診断基準の観察ポイントを押さえる ……………………… 30
注意と意識 ………………………………… 31 変動性 ……………………………………… 35
認知 ………………………………………… 38 意識と昏睡 ………………………………… 40
複数の病因 ………………………………… 41

3 外来からはじめるせん妄予防プログラム
なぜ外来からせん妄予防をはじめるのか … 43 外来でのアプローチ ……………………… 44
入院当日に行う評価 ……………………… 46 観察と看護計画立案 ……………………… 47
せん妄ケア ………………………………… 48

第3章 起こってしまったせん妄への対応

1 明日からできるせん妄の治療
抗精神病薬を知ろう ……………………… 52 補助療法を検討しよう …………………… 58
せん妄のリスクがあれば、ためらわずに薬剤を使おう ……………………………… 59

2 せん妄のときの効果的な申し送り

不眠と不穏を見分ける ……………… 61　　それぞれのときに使用する薬剤 ………… 66

治療的な申し送りで伝えること ………… 68

3 多職種で取り組む効果的な対策

精神科リエゾンチームの実際 ……… 70　　薬剤師の役割 ………………………… 71

臨床心理士／公認心理師の役割 ……… 74　　作業療法士の役割 ………………… 76

医療ソーシャルワーカーの役割 ……… 79

第4章 明日から使える高齢者ケアのヒント

1 明日からできる高齢者ケア

認知症患者さんへのかかわり ………… 84　　かかわるときにできる工夫 ………… 88

2 地域につなぐための高齢患者のケアの見直し

高齢者を地域につなぐ ……………… 95　　フレイルの基礎知識 ………………… 96

フレイルを悪化させないためのケア …… 98　　①睡眠 ………………………………… 100

②痛み ……………………… 102　　③BPSDとの鑑別 …………………… 103

④社会機能のリカバリー ……………… 106

3 「病棟別・疾患別」の家族も含めたせん妄ケア

ICUせん妄編 ……………………… 108　　一般病棟編 ………………………… 118

アルコール離脱せん妄編 …………… 124　　緩和ケア編 ………………………… 129

第5章 社会的な視点からみたせん妄対応

1 拘束・抑制と患者さんの権利擁護

一般病棟と精神科病棟の比較 ……… 140　　身体的拘束の定義 ………………… 145

身体的拘束の法的根拠 …………… 148

2 高齢者のQOL向上のためにできること

健康寿命を延ばす取り組み ………… 152　　退院後のQOL低下を防ぐために …… 153

患者さんの自己効力感を高める ……… 156　　地域への橋わたし ………………… 160

引用・参考文献 ………………………………………………… 161

索引 …………………………………………………………… 167

執筆者一覧

監修

北浦 祐一　パナソニック健康保険組合松下記念病院 精神神経科 部長

編集

吉井 ひろ子　関西医科大学総合医療センター 看護部／精神看護専門看護師

井本 陽子　パナソニック健康保険組合松下記念病院 薬剤部／薬剤師
　p.71-73

北浦 祐一　パナソニック健康保険組合松下記念病院 精神神経科 部長
　p.8-15、18-29、52-60、88-94

野田 未紀　関西医科大学総合医療センター 地域医療連携部
　p.79-81

林 みなみ　パナソニック健康保険組合松下記念病院 診療技術部／
　p.74-75　　臨床心理士／公認心理師

舩槻 紀也　関西医科大学医学部精神神経科学講座 助教
　p.129-134、　関西医科大学総合医療センター 精神神経科
　p.140-151

山本 敦子　関西医科大学総合医療センター 精神神経科／作業療法士
　p.76-78

吉井 ひろ子　関西医科大学総合医療センター 看護部／精神看護専門看護師
　p.30-49、61-70、95-128、135-137、152-160

吉村 匡史　関西医科大学 リハビリテーション学部理学療法学科 作業療法学科 教授
　p.84-87

（五十音順）

第1章

せん妄は
なぜ予防が
大切なのか

第1章　1　知っておきたいせん妄の基礎知識

せん妄とは

| 注意や意識の障害 | 変動性がある | 認知や知覚の異常 | 原因は薬物・疾患 |

上記をすべて満たす場合、せん妄の診断に該当する　　　米国精神医学会診断基準　DSM-5より

つまり、
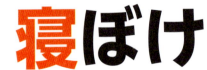
体が悪くて起こる
寝ぼけ
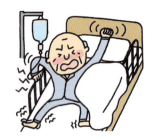

　せん妄は、米国精神医学会診断基準であるDSM-5で示されているように、疾患や薬剤が原因で起こる一過性の変動性の注意・意識の障害で、認知や知覚の異常を伴うものです。

　簡単にいうと「体が悪くて起こる寝ぼけ」で、認知症のように時間や場所がわからなくなったり（失見当識）、記憶が欠損したり、ないはずのものが見えたり（幻視）する病態です。病態の詳細は明らかになっていません。

第1章　1　知っておきたいせん妄の基礎知識

せん妄の発生率

● 高齢者におけるせん妄の発生率

　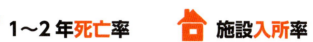

● せん妄の予後

♥ 1～2年死亡率　　🏠 施設入所率
　約 1.8 倍　　　　　約 2.5 倍

　報告によって差はありますが、高齢者では4人に1人がせん妄を起こすといわれています[1]。1歳年をとるごとに発症率は2%上がるといわれており、男女差はありません。

　また、せん妄になった人は、ならなかった人と比べては発症後1～2年の死亡率が1.8倍高く、施設入所率が2.5倍高いという報告もあります[2]。

　せん妄は高齢者において、予後のよくない病態といえます。

第 1 章　1　知っておきたいせん妄の基礎知識

> **せん妄の要因**
>
>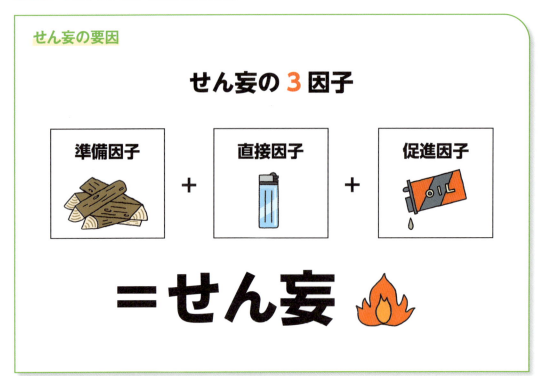

　せん妄は複数の要因によって起こる病態です。

　井上真一郎教授（新見公立大学看護学科）が提唱されているように、「せん妄の3因子」はたき火にたとえられることが多いです。

　せん妄（たき火）は起こりやすい素因である準備因子（薪）と直接の引き金となる直接因子（ライター）、そしてせん妄の症状を悪化させてしまう促進因子（油）が揃って、起こります。

第 1 章　1 知っておきたいせん妄の基礎知識

> **おもな準備因子**
>
> 準備因子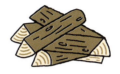
>
> | 70歳以上 | 認知症 | せん妄・脳疾患 | アルコール多飲 |

準備因子としては、以下のようなものが挙げられます。

- 加齢（70歳以上であること）
- 認知症の既往（認知症患者はせん妄を起こしやすい）
- せん妄の既往（最も高い危険因子といわれている）
- 脳出血や脳梗塞などの器質疾患の既往
- アルコール多飲歴

　準備因子は、すでに「起こってしまっている」ものなので対応のしようがありませんが、入院前からチェックし、「知っておく」ことはできます。

第1章　1　知っておきたいせん妄の基礎知識

おもな直接因子

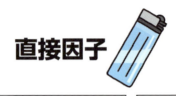

身体疾患	薬	手術
脱水 肺炎 心不全 腎不全	オピオイド ステロイド ベンゾジアゼピン 抗コリン薬	種類 時間 麻酔

　直接因子としては、以下のものが挙げられます。

- 脱水や電解質異常、肺炎などのような身体疾患
- がんに使用される医療麻薬であるオピオイドやステロイド
- ベンゾジアゼピン系薬剤などの薬剤（→ p.19）
- 手術などの麻酔を使用する侵襲的な処置などで、高齢者の脳に負担がかかるようなもの

　もちろん、からだの治療や薬剤の調整が必要なのはいうまでもありませんが、せん妄の症状が現れたことで、原因の治療を中断してしまう医師もいないわけではありません。

　せん妄は精神科医が治しているわけではなく、看護師であるあなたや、主治医が治していることを忘れないでください。

第 1 章　1　知っておきたいせん妄の基礎知識

おもな促進因子

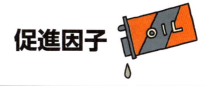

身体症状	精神症状	環境
疼痛 発熱 便秘 呼吸困難	不眠 不安 緊張 抑うつ	入院 照明 騒音 抑制

促進因子としては、以下のものが挙げられます。

- 疾患に伴う疼痛や発熱、便秘や呼吸困難などの身体症状
- 元来の不眠や病気の治療に対する不安、抑うつなどの精神症状
- 入院による生活リズムの乱れ、ICUなどの昼夜の判断がつきにくい照明、モニターやほかのせん妄患者が発する音、ベッド上で動きが制限される環境

促進因子は、看護師であるあなたの看護やケア、リハビリテーションが最も有効な領域です。

第1章　2　せん妄はなぜ予防が大切なのか

せん妄が及ぼす影響

せん妄になると

在院日数が増える　
病床稼働率が下がる　
患者の寿命が短くなる　

　せん妄になると治療が妨げられ、在院日数が長期化します。入院が長期化すると、もちろん負担する医療費が多くなります。

　病院の病床稼働率が下がり、次の治療を待つ患者さんの入院や受け入れのベッドが確保できなくなります。「せん妄の発生率」のページ（→ p.9）で示したように患者さんの寿命が短くなり、自宅へ帰れなくなります。

　さらに、病院スタッフは疲弊し、ほかの患者さんの看護やケアに支障が出ます。

　このように、せん妄は患者さん本人だけでなく、ほかの患者さんの治療やケア、病院の受け入れにも大きく影響します。

第1章　2　せん妄はなぜ予防が大切なのか

> **せん妄のケアが加算対象に**
>
> **せん妄ハイリスク患者ケア加算**
> **100点（入院中　1回）**　令和2年〜
>
> - せん妄リスク因子を**スクリーニング**
> - **非薬物療法**を中心とした対策
> - 適切な**睡眠管理**
>
>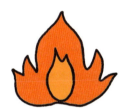
>
> **せん妄**という**火事**を起こさないよう
> 起こしてもすぐ**消火**できることが大事！

　これらの経緯から厚生労働省は、令和2年から「せん妄ハイリスク患者ケア加算」を算定できるようにしました。

　せん妄ハイリスク患者ケア加算は、一般病棟入院基本料等を算定する病棟において、入院早期にせん妄のリスク因子をスクリーニングし、ハイリスク患者に対して非薬物療法を中心とした対策や適切な睡眠管理を行うことによって得られるものです。

　これは外来からはじめることができるので、後述する「外来からできるせん妄予防プログラム」（→p.43）を参照ください。

　どうしても起こってしまうものは仕方ないとしても、未然に防ぐことができるものもあるのです。

第2章

今日からできる
予防の取り組み

第2章　1　予防のための薬剤の知識　〈不眠時に使用する薬剤と問題点〉

ある病棟のワンシーン

夜勤帯

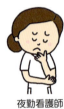
夜勤看護師
「患者さんが眠れないんですが、どれを使ったら……？」

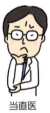
当直医
「うーん……ブロチゾラムにしよう」

●不眠時の頓用の一例
（いわゆるお約束処方）

ブロチゾラム（0.25mg）　　1錠
エスゾピクロン（1mg）　　1錠
ゾルピデム（10mg）　　1錠
レンボレキサント（5mg）　　1錠

　上記は、ある病棟でのワンシーンです。
　みなさんは、夜勤帯に患者さんが眠れないと訴えたとき、どのように対応しますか？想像してみてください。こんなふうに、当直医に相談したりしていませんか？

看護師「患者さんが眠れないようなんですが、どの薬剤を使ったらいいですか？」

それに対して、当直医が次のように答えたりしていませんか？

当直医「不眠かあ。うーん、そうだなあ……。ブロチゾラムを出そうか」

　しかし、上記の薬剤のうち、実は上段の3剤はせん妄を引き起こしやすいベンゾジアゼピン（以下、BZ）系薬剤です。

第2章　1 予防のための薬剤の知識　〈ベンゾジアゼピン系薬剤〉

せん妄の原因薬剤

オピオイド	ステロイド	**ベンゾジアゼピン (BZ)**
抗コリン薬	抗ヒスタミン薬	H₂ブロッカー

※ブロチゾラム、エスゾピクロン、ゾルピデムはすべてBZ受容体に作用する。

　BZ系薬剤はBZ受容体を刺激し、次のページに示す神経伝達物質であるGABA（Gamma-Amino Butryic Acid：γ－アミノ酪酸）の作用を強め、不安を和らげたり、けいれんを抑えたり、睡眠を促したりする効果があります。非常に短時間で効果を発揮するものが多いのですが、その一方で筋弛緩作用があり、高齢者にとっては転倒しやすい、記憶力が落ちやすいなどの副作用や、長期間服用すると少ない量では物足りなくなったり、なかなかやめられないなどの問題も出てきます。BZ系薬剤はとくに高齢者ではノンレム睡眠（徐波睡眠）が得られにくい、つまりぐっすり眠れないため、寝ぼけであるせん妄を起こしやすいと考えられます。

第2章　1 予防のための薬剤の知識　〈ベンゾジアゼピン系薬剤〉

GABA について

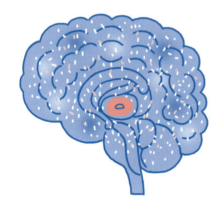

- 広範囲に数多く分布
  150億〜200億ニューロン
- GABA には ┌ 鎮静作用 ┐
             │ 抗不安作用 │ がある
             └ 筋弛緩作用 ┘

　GABAとは、定常状態で興奮を適切にコントロールしている神経伝達物質です。スライドに示すように、GABAが作用する受容体は脳内に広範囲に広がっており、150億〜200億ニューロンと数多く分布しています[1, 2]。抗不安作用や催眠作用、抗けいれん作用が期待できますが、筋弛緩作用もあり[3]、筋力の低下した高齢者は転倒や転落を起こしやすくなります。呼吸する筋肉も弛緩するため、広義で高齢者の5人に1人でみられるといわれている[4]睡眠時無呼吸を悪化させてしまう可能性もあります。

　あなたは、眠剤を使用する前に、患者さんの睡眠時無呼吸の有無を確認してますか？

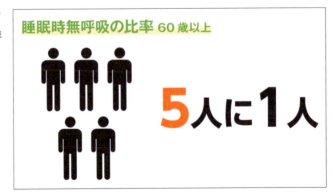

睡眠時無呼吸の比率 60歳以上
5人に1人

第2章　1 予防のための薬剤の知識　〈ベンゾジアゼピン系薬剤〉

非 BZ 系薬剤（Z drug）

ゾルピデム	ゾピクロン	エスゾピクロン

- **実は BZ 受容体に作用する**
- **せん妄のリスクあり**
- **筋弛緩作用はほとんどない**

　「非 BZ 系」といわれる薬剤があります。「ゾルピデム」「ゾピクロン」「エスゾピクロン」、これらの薬剤は「Z ドラッグ」とよばれます。「非」とあるので、BZ と関係ないもののような印象を受け、非常に紛らわしいですが、これらは BZ 骨格をもたないのですが、BZ 系薬剤と同様、GABA（-A）受容体に作用する薬剤です。

　BZ 系薬剤との違いは、筋弛緩作用がほとんどないことです。そのため、転倒や転落の危険性は低くなるかもしれません。しかし、BZ 系と同じようにせん妄を起こしやすい薬剤なので、使用には注意が必要です。

第2章　1 予防のための薬剤の知識　〈ベンゾジアゼピン系薬剤〉

問題になりやすい BZ と非 BZ 系薬剤

ゾルピデム	エチゾラム	トリアゾラム

作用時間が短く、効果を実感しやすい ＝依存しやすい、やめにくい

　問題になりやすい BZ と非 BZ 系薬剤に、ゾルピデム（マイスリー®）とエチゾラム（デパス®）、トリアゾラム（ハルシオン®）があります。これらの薬剤の共通点は、半減期が短く、力価が高い（≒効果を実感しやすい）ことです。

　タバコやアルコールもそうですが、人はこれらの物質に依存しやすく、その離脱症状からやめにくいという特徴があります。

第2章　1 予防のための薬剤の知識　〈ベンゾジアゼピン系薬剤〉

せん妄ハイリスク患者さんの不眠時の薬剤

レンボレキサント（2.5mg）	1〜2錠	
レンボレキサント（5mg）	1〜2錠	
【せん妄が少し疑われる不眠のとき】		
トラゾドン（25mg）	1〜2錠	いずれかを
【重度の肝障害患者のとき】		
スボレキサント（15mg）※	1錠	

内服できないとき

ヒドロキシジン（50mg）0.5A＋生理食塩水 50mL
30分かけて点滴静注※

※どうしても眠れないときだけ

　松下記念病院では、BZ系睡眠薬が使用されないように、電子カルテの指示簿に不眠時に使用する薬剤が簡単に設定できるように統一しています。

■ 70歳以上のせん妄ハイリスク患者

　オレキシン受容体拮抗薬であるレンボレキサント（デエビゴ®）、スボレキサント（ベルソムラ®）、抗うつ薬であるトラゾドンのいずれかを1つを投与します。

■ 内服できないとき

　抗ヒスタミン薬であるヒドロキシジン（アタラックス®P）＋生理食塩水 50mL を30分以上かけて点滴静注します。抗ヒスタミン薬はせん妄を惹起する薬剤ですが、ヒドロキシジンは抗コリン作用の少ない抗ヒスタミン薬であり、せん妄を起こしにくいといわれています。

第2章　1 予防のための薬剤の知識　〈オレキシン受容体拮抗薬〉

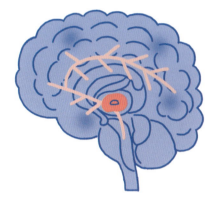

オレキシンについて

● 覚醒の維持・安定化

● 限局的に、少なく分布
　10万ニューロン以下

　オレキシンは視床下部で産生され、覚醒の維持や安定を図る神経伝達物質です[5]。オレキシン受容体拮抗薬はオレキシンの働きを制御し、自然な睡眠を誘発する薬剤です。前述のGABAと比べても、脳内で限局的に少なく分布しており、10万ニューロン以下といわれています[6,7]。オレキシン受容体拮抗薬はせん妄を惹起することはないので、高齢者にも安全に使用できると思われます。

第2章　1 予防のための薬剤の知識　〈オレキシン受容体拮抗薬〉

代表的なオレキシン受容体拮抗薬①

レンボレキサント

早く寝付き、覚めにくい

2.5 ～ 10mg の範囲で使える

ゾルピデム ER より効果的

重度の肝障害には使用禁忌

　そのうちのひとつが、レンボレキサント（デエビゴ®）です。レンボレキサントは睡眠潜時（寝つくまでの時間）を短縮し、中途覚醒を減らしたという報告があります[8]。頓用による使用は勧められていませんが、2.5 ～ 10mg と広い範囲で使用できます。重度の肝障害には禁忌のため注意が必要ですが、ゾルピデム（マイスリー®）の徐放製剤（本邦未承認）より効果があるという報告があります[8]。

第2章　1 予防のための薬剤の知識　〈オレキシン受容体拮抗薬〉

代表的なオレキシン受容体拮抗薬②

スボレキサント

せん妄予防に効果あり

高齢者は 15mg　1 錠　1 日 1 回まで

分割・粉砕できない

イトラコナゾール、クラリスロマイシンと併用禁忌

　もうひとつのオレキシン受容体拮抗薬であるスボレキサント（ベルソムラ®）は、せん妄予防の効果が報告されています[9]。

　レンボレキサント（デエビゴ®）同様、頓用による使用は勧められていませんが、頓用として使用しても効果があると思われます。

　高齢者は 1 日 15mg 1 回しか使用できず、CYP3A を阻害するイトラコナゾールやクラリスロマイシンと併用できないといった特徴があります。ちなみにレンボレキサント（デエビゴ®）や 2.5mg であれば、これらの薬剤と併用できます。

　ただし、スボレキサントもレンボレキサントも悪夢が認められる場合があるため、注意が必要です。

第2章　1 予防のための薬剤の知識　〈抗うつ薬〉

せん妄ハイリスク患者さんに使える抗うつ薬

トラゾドン

抗うつ効果　<　催眠効果

アメリカでは処方量が増えている

半減期：短い（6〜7時間）

低血圧には注意が必要

せん妄にも効果が期待できる

　抗うつ薬であるトラゾドンも、せん妄のハイリスク患者さんに有用です。この薬剤は日本では150mgまでしか使用できませんが、この範囲で使用するぶんには抗うつ効果はなく、催眠効果が強いのが特徴です。

　アメリカでは眠剤としてゾルピデム（マイスリー®）の処方量が減り、トラゾドンが増えているという報告もあります[10]。低血圧には注意が必要ですが、半減期が短いため残りづらく、抗コリン作用もほとんどないため、便秘や口渇などの副作用は気にせず、使用できます。せん妄にも効果があるといった報告[11]も増えてきており、治療にも期待できる薬剤です。

第2章　1　予防のための薬剤の知識　〈処方薬の整理〉

ある夜勤帯でのワンシーンをもう一度

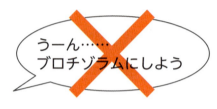

処方薬の**断捨離**(整理)が必要！

　このように見てきましたが、もう一度、最初の夜勤のシーンを思い返してください（→ p.18）。同じ状況になったとき、あなたはどうしますか？

　いざ指示簿を見てみると、ブロチゾラム（レンドルミン®）やトリアゾラム（ハルシオン®）、リルマザホン（塩酸塩水和物／リスミー®）、ヒドロキシジン（パモ酸塩／アタラックス® P）、ハロペリドール（セレネース®）、リスペリドン（リスパダール®）などが、ところ狭しと並んでいました。

　これではいけません。こんなときは、しっかりと、単剤で、根拠をもって薬剤を設定してください。

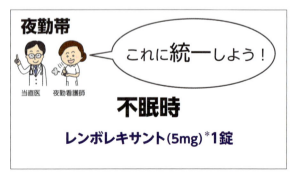

第2章 1 予防のための薬剤の知識 〈処方薬の整理〉

> **高齢者に眠剤を初めて処方するとき**
>
> せん妄、転倒・転落、
> 睡眠時無呼吸のリスクが
> アップするので、
> GABA（-A）受容体作動薬（BZ、非BZ）
> **は避けたい！**
>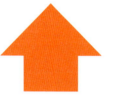

　これまでの説明から、高齢者の不眠に眠剤を初めて出すときの注意点は、以下の2点です。

- BZや非BZなどのGABA受容体作動薬は極力避ける
- すでに薬剤が処方されている場合の減量・中止に関しては、注意が必要

　精神科医への相談も検討してください。

第 2 章　2 知識を実践につなげる　〈せん妄の診断基準の観察ポイントを押さえる〉

せん妄の診断基準の変遷から、観察ポイントを押さえよう

「DSM-5」での変更点

❶ 「意識（consciousness）の障害」から、「注意（attention）の障害」に変更された

❷ 変動性について、「もととなる注意および意識水準からの変化」が加筆された

❸ 認知機能障害の例として、「視空間認知（の障害）」が追加された

❹ 「昏睡」が鑑別に含められた

❺ 「医学的疾患」「物質中毒または離脱」「毒物への暴露」など、せん妄が複数の病因によるものだと明記された

アメリカ精神医学会が作成している、「DSM（Diagnostic and Statistical Manual of Mental Disorders）」という精神疾患の診断基準・診断分類があり、2022 年に DSM-5[1] から DSM-5-TR[2] に改訂されましたが、せん妄の診断基準については内容が大きく変わることはありませんでした[3]。これまで数年ごとに改訂されてきましたが、DSM-Ⅳ-TR[4] から DSM-5 に改訂される際に、診断基準が変化しました。

ここではせん妄をアセスメントするとき、どのようなポイントを意識すればよいかを説明します。

第2章　2 知識を実践につなげる　〈注意と意識〉

注意の障害ってなに？[5]

- ● ぼんやりして集中力が続かない **（持続性の障害）**

- ● 気になって対象を選べない **（選択性の障害）**

- ● 行動や話題を切り換えられない **（転換性の障害）**

- ● 同時に複数のことに注意が向かない **（分配性の障害）**

　せん妄の最大の特徴は、注意障害です[5]。それまでせん妄は「意識の障害」といわれてきましたが、DSM-5 に改訂されたときに、「せん妄は注意の障害である」と変更されました。

　注意の障害のおもな特徴は、上記の 4 項目になります。

　話しかけられたとき、話しかけてきた相手に注意を向けるのがむずかしかったり（集中、維持の低下）、会話のなかでほかの話題に移ったときに注意を向け直すことができなかったり（転換する能力の低下）します。ケアのときに患者さんのこうした様子を観察できれば、その患者さんには注意の障害があるかもしれません。

第2章 2 知識を実践につなげる 〈注意と意識〉

普段の様子からわかる注意障害の評価のポイント[5]

- 衣類やシーツ、物が散乱していてもまったく気にしない
- 周りが気になって食事がすすまない
- ぼんやりしている
- 落ち着きなくそわそわしている
- 複数の医療者がいることに気づいていない
- 声をかけてもすぐに返事ができない
- ささいな言葉の言い間違いや聞き間違えがある
- 話の筋道がそれる
- 訴えに一貫性がない

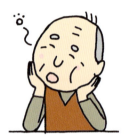

　上記に、具体的な注意障害の評価のポイントを示します[5]。ケアのときの声かけへの反応や、その様子が、患者さんが1人のときと比べてどうなのかなどを観察するとよいでしょう。

　また食事や排泄、更衣のときの注意の状態や、集中力が維持できているかなども評価のポイントです。他職種や家族とのかかわりの様子やそのときの反応などを観察し、評価しましょう。

第2章 2 知識を実践につなげる〈注意と意識〉

意識の障害ってなに?

DSM-Ⅳ-TR	DSM-5
明瞭性の低下	見当識の低下
● はっきりとしていない ● よくわからない	「自己の時間的、空間的、社会的位置を正しく認識する機能」の低下

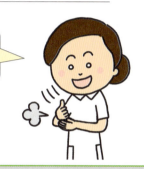

日時や場所、人をどのように認識しているか、患者さんとの雑談のなかで観察しよう

　見当識の低下を観察するために、今回の改訂で変更はありませんでしたが、DSM-Ⅳ-TRからDSM-5に改変された際の内容の違いから、観察ポイントをつかんでもらいたいです。明瞭性とは、「はっきりとしていてよくわかる」という意味です。

　DSM-Ⅳ-TRでは、意識の障害を「環境に対する認識の明瞭性の低下」としていましたが、DSM-5に改訂された際に「環境に対する見当識の低下」という表現に変わりました。見当識とは、自己の時間的、空間的、社会的位置を正しく認識する機能のことです。これらが低下している場合に、意識の障害があるとみなします。

　意識障害は、DSM-Ⅳ-TRの原文では「Disturbance of consciousness」ですが、DSM-5では「consciousness」が「awareness」に置き換えられました。そう考えると、別の日本語訳が必要なのかもしれないといわれています[6]。

第2章　2 知識を実践につなげる　〈注意と意識〉

「ぼんやりしている」、だけで終わらせない

質問しただけで会話を終わらせない
質問した後が大事

今日が何月何日か、すぐに出てきますか？

100－7＝？
順番に5回引いてください

目上の人の自尊心を傷つけないようにしよう

アセスメントのために患者さんに質問をするとき、注意したいことがあります。

　上記の質問に、患者さんは答えることができるでしょうか。もし大部屋でこのやりとりをしたら、ほかの患者さんに聞かれるかもしれません。個室であっても、こういう質問をすることで、患者さんに「恥」の感情を抱かせてしまうかもしれず、十分な配慮が必要です。

　たとえば、質問する前に「どんな人も、身体がしんどいと頭がぼんやりして、日にちや場所がわからなくなってきます。そのため、みなさんにいくつかお尋ねしているのですが、よろしいですか」と、質問の目的を説明するとよいでしょう。また計算問題の場合は、緊張を解くような言葉を足したり、不正解に対して「わたしにとってもむずかしいですから」と場をなごませたりといった、雰囲気づくりや高齢者の自尊心を傷つけない配慮を忘れないことが大切です。

　そして質問への協力に、ねぎらいと感謝の言葉を伝えてください。

第2章 2 知識を実践につなげる 〈変動性〉

変動性ってなに？

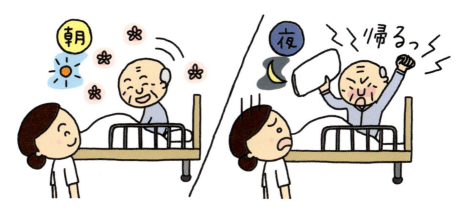

● もととなる注意および意識水準からの変化のこと

　せん妄・認知症・うつ病の鑑別の指標のひとつに、「変動性」があります。

　変動性のひとつである「日内変動」は、1日のなかで夕方から夜間にかけてせん妄が起こる状態のことです。これまでは「変動する傾向」としか記されていませんでしたが、現在は「もととなる注意および意識水準からの変化」となっています。

　「短期間のうちに出現」「数時間から数日」という急激な変動性についての文言は、入院前にはみられなかった様子が入院や手術後にみられるようになったかどうかが、判断基準になることを示しています。こうした変化は、入院や手術・侵襲性を伴う治療をきっかけに、身体症状が悪化したり不安が増強したりといったさまざまな要因が変化することで生じます。

　そのため、入院前の状態がわかるような情報や術前後の違いなど、外来や病棟、手術室の看護師、さらに多職種で患者さん情報をもっていると、観察の助けになります。

第2章　2 知識を実践につなげる　〈変動性〉

変動性ってどうみるの？

変動性は「経過」を追うことでわかる

❶ 入院前後の変化を知るために情報を多職種で共有し、カルテに残す

❷ 日勤帯と夜勤帯とあわせ、24 時間内の**日内変動（とくに夕方〜夜間）の有無を観察**する

❸ 受け持ち**当日と週間経過表から、検査データや食事、排泄、睡眠、覚醒リズム・精神面の変化**の内容を確認し、せん妄が増悪傾向か改善傾向かを予測する

変動性を観察するときは、以下のようなことに気を付けます。

- 変動性には個人差もあり、明確に観察できないこともあります。
- せん妄には、過活動型、低活動型、そして両者の混合型があります。
- せん妄・うつ・認知症の鑑別を明確にできないこともあります。
- 交代制の勤務で、受け持ち時間内での観察で変動性がない場合、なしと判断してしまう場合があります。
- 入院や手術・侵襲性を伴う治療をきっかけに身体症状が悪化したり、不安が増強したりするなど、さまざまな要因の変化が生じているかもしれないことが予測できます。
- 入院前の状態や術前後での違いなど、身体面などの情報を加味して判断します。

第2章　2 知識を実践につなげる 〈変動性〉

せん妄と認知症の違いは、変動性があるかどうか[7]

比較項目	せん妄	認知症
基本症状	注意、意識障害、しばしば幻視、運動不穏	記憶・認知障害
発症の仕方	急激	緩徐
動揺性	多い、夕刻や夜間に多い	少ない
症状の持続	数日間～数週間	永続的
睡眠覚醒リズム障害	あり	まれ
身体疾患	多い	ときにある
薬物の関与	しばしばある	なし
環境の関与	多い	なし

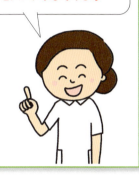

症状の持続の違い（変動性の有無）がせん妄アセスメントのポイント！
（例）入院前からBPSDはあったけれど、入院後の夕方から、「家に帰る！」がひどくなってきた…
↑
日内変動をうたがって、前ページの情報収集を参考にアセスメントしてみよう

　変動性が明確に鑑別されない状況があります。それはひとつの勤務帯だけの様子で判断することです。

　たとえば日勤帯と夜勤帯、それぞれの勤務者に変動があったかどうか聞いたとします。日勤帯と夜勤帯で患者さんを比較すると変動性がわかります。しかし、どちらかの勤務帯だけでは変動性は見えづらく、そのためせん妄が「ない」ことになってしまいます。

　そうならないために、「もととなる注意および意識水準からの変化」があるかどうかがわかるような情報収集が必要です。入院前の情報が不足していれば、関係者から情報を得たり、カルテで情報を共有しましょう。ただし変動性には個人差もあるため、明確に観察できないこともあります。

　さまざまな職種がかかわると、相手によって患者さんが見せる顔は違うかもしれません。また接している時間帯も違います。そのため、せん妄評価は多職種からのアセスメント情報を共有することが、早期発見・早期介入につながります。

第2章 2 知識を実践につなげる〈認知〉

認知の障害ってなに？（視空間認識と知覚）

視空間認知の定義と障害

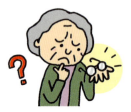
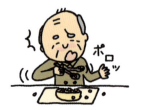
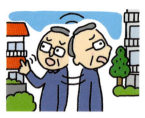

物品が認識できない　　スプーンですくおうとして　　よく知っているはずの道で
　　　　　　　　　　　失敗する　　　　　　　　　　迷う

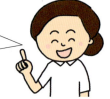

障害の有無を確認するだけでなく、なにに困っているかを教えてもらい、看護援助につなげよう！

　DSM-5-TRでは、認知機能の障害の例として、視空間認知が加わりました。ここでは認知のなかでも、「視空間認知」と「知覚」について解説します。

　まずは視空間認知です。視空間認知にはっきりした定義はありませんが、見たものの全体像を把握する能力のことを指しています。この能力が障害されると、視力に問題がないにもかかわらず、物品を認識できなくなったり、ものを見つけられなくなったり、簡単な道具の操作や衣類の着脱ができなくなったりします。またよく知っているはずの道に迷ったりという様子もみられます。

　食事の場面では、患者さんが食器のなかの料理をスプーンですくおうとして、皿ではないところをすくってしまうという様子で現れることもあります。

　視空間認知の障害については、有無の観察だけで終わらず、そこから生じる困りごとに寄り添い、看護援助につなげましょう。

第2章　2 知識を実践につなげる 〈認知〉

認知の障害ってなに？（視空間認知と知覚）

知覚障害の問題に対する援助のポイント

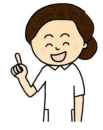

> ふだん見えないものが見えたりしていませんか？

> もし、見えたら不安ですよね。早めに教えてくださいね

「尋ねかたが大事、尋ねた後も大事」を忘れない

知覚とは、外からの刺激を感じ取り、その刺激に意味づけするまでの過程を指します。知覚障害はその機能が障害された状態で、例を挙げると幻覚・妄想・幻視などがあります。

もし患者さんが幻覚や幻視と思われる行動をしても、「ありもしないものが見えたり、いない人の声が聞こえたりしますか？」という質問だけで終わらせないでください。なぜなら患者さんは、「ありもしないこと」が「本当のこと」だと思えてならない状況にあるからです。そんな患者さんの気持ちは、不安だけでなく、恐怖や苦痛につながっているかもしれません。

「幻覚や妄想は、否定も肯定もしない」という対応をよく耳にします。しかし、本人にとっては不安であり、恐怖であり苦痛でしょう。またそうした状況は不眠や不穏につながります。幻覚や妄想がある場合は精神的苦痛の程度についても尋ね、軽減に努める看護援助を忘れないことが大切です。患者さん心理をふまえて看護援助につなげましょう

第2章　2 知識を実践につなげる　〈意識と昏睡〉

意識の障害ってなに？

意識障害のレベルの評価

Japan Coma Scale (JCS)

Ⅰ　刺激しなくても覚醒している状態

1：だいたい意識清明だが、いまひとつはっきりしない
2：時・人・場所がわからない（見当識障害）
3：名前、生年月日が言えない

Ⅱ　刺激すると覚醒する状態（刺激をやめると眠りこむ）

10：普通の呼びかけで容易に開眼する
　　合目的な運動（たとえば、右手を握る、離す）をするし、言葉も出るが間違いが多い。
20：大きな声または体を揺さぶることにより開眼する
　　簡単な命令に応じる（たとえば離握手）
30：痛み刺激を加えつつ呼びかけを繰り返すと、かろうじて開眼する

Ⅲ　刺激しても覚醒しない

100：はらいのけるような動作をする
200：少し手足を動かしたり、顔をしかめる（除脳硬直を含む）
300：まったく反応しない

Glasgow Coma Scale (GCS)

観察項目	反応	スコア
開眼 (E) (Eye Opening)	自発的に 呼びかけにより 痛み刺激により まったく開眼しない	4 3 2 1
言語反応 (V) (Best Verbal Response)	見当識あり 混乱した会話 混乱した言葉 理解不能の音声 発語なし	5 4 3 2 1
運動機能 (M) (Best Motor Response)	命令に従う 疼痛部へ 逃避する 異常屈曲 伸展する まったくなし	6 5 4 3 2 1

3項目スコア合計し、
最も重症→3点　最も軽症→15点

　意識障害の程度は、多くの場合、JCS（Japan Coma Scale）やGCS（Glasgow Coma scale）で判定します。

　意識障害には軽度〜重度まで重症度がありますが、せん妄の中核症状となるのは軽度から中等度といわれています。DSM-Ⅳ-TR では意識障害についてとくに記述がありませんでしたが、DSM-5 では昏睡のように著しく低下した重度の状態ではないと明記されました。

　せん妄でみられる意識障害は、ぼんやりしたりする一種の寝ぼけのような状態を指します。

第 2 章　2 知識を実践につなげる　〈複数の病因〉

意識の障害の原因を多職種で情報共有

意識障害の原因を鑑別する（AIUEOTIPS）[8]

A	Alcohol	急性アルコール中毒、Wernicke脳症
I	Insulin	低血糖、高血糖（DKA、HHSなど）
U	Uremia	尿毒症
E	Encephalopathy	髄膜炎、脳炎、肝性脳症
	Electrolytes	電解質異常
O	Oxygen	低酸素血症、高CO_2血症、CO中毒
	Overdose	薬物中毒
T	Trauma	外傷
	Temperature	体温異常（熱中症、低体温症）
I	Infection	感染症
P	Psychiatric	精神疾患
S	Shock	ショック
	Seizure	てんかん
	Stroke	くも膜下出血、脳梗塞

最初に、
意識障害が
低血糖よる
ものなのか、
低酸素による
ものなのかを
はっきりさせる！

せん妄は、複数の病因による生理学的な結果から引き起こされます。

AIUEOTIPS は、意識障害の原因となる疾患を覚えやすくまとめ、語呂合わせにしたものです。問診すべきことがひと通り入っています。

- 既往歴：糖尿病、肝疾患、精神病、脳梗塞、心疾患、高血圧
- 家族歴：脳卒中の人はいるか？
- 内服薬：低血糖、眠剤、抗血小板薬、抗凝固薬
- 発見状況：CO 中毒、低体温
- 頭部外傷の既往をチェック：慢性硬膜下血腫

身体所見としては、低血糖や低酸素を否定しておくと医師の診断の助けになるでしょう。
- 血算・生化学：ナトリウム（Na）、カルシウム（Ca）、血糖、アンモニア、BUN
- 血液ガス：高炭酸ガス血症、酸塩基平衡障害

第2章 2 知識を実践につなげる 〈複数の病因〉

身体所見の原因を多職種で情報共有

身体所見のチェックリスト

身体所見	□感染・炎症　　□低酸素 □電解質バランス　□臓器障害 □脱水　　　　　□その他（低栄養・貧血ほか）
身体所見に関連する観察項目	□睡眠状況　　　　　　　□バイタルサインの変化 □排泄（便・尿・その他）　□水分摂取状況 □IN-OUTバランス □食事摂取状況の観察　　　□身体症状（痛み・呼吸苦ほか） □拘束状況（チューブ類・身体拘束）

せん妄の複数の要因を多職種で共有しよう

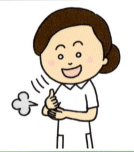

　せん妄は、複数の病因から生じる直接的な生理学的結果に、証拠があるとされています。だから、身体所見をチェックが必要です。

　とくに術後せん妄は、せん妄発症から3日以内に、炎症所見をはじめ、Na/KのIn-outバランス、貧血などの電解質バランス、循環動態を把握し、身体の状態が悪化傾向なのか、改善傾向なのかを判断します。その結果で、せん妄がさらに悪化するのか、改善が期待できるのかを予測します。また予測を多職種で共有し、ケアにつなげることが大切です。

第2章 3 外来からはじめるせん妄予防プログラム 〈なぜ外来からせん妄予防をはじめるのか〉

せん妄予防プログラムを外来からはじめることの3つのメリット

1. 外来での問診時から、せん妄のリスク評価ができる
2. 1の情報をもとに、病棟への入院当日からせん妄リスクを評価でき、早期に精神科リエゾンチーム医療へつなぐことができる
3. 患者・家族を中心に、主治医や病棟看護師、そのほかの医療スタッフと多職種連携を強化し、医療の質向上を目指すことができる

- せん妄予防
- せん妄の早期発見
- せん妄の早期介入で遷延化回避

- 死亡率や合併症増加の軽減
- 在院日数の短縮化
- 退院後の発症率の軽減

関西医科大学総合医療センターで作成した、外来からはじめる「せん妄予防プログラム」を紹介します。DELTAプログラムに基づき、一部改変を加えたものです。

「せん妄予防プログラム」を作成した目的は、多職種連携を通してせん妄の予防と早期発見・早期介入を行い、せん妄の重症化や遷延を回避するためです。せん妄が遷延すると原疾患の予後が悪くなるといった報告があります。そのためにも在院日数の短縮化を目指すことは、患者さん・家族・医療者にとって、医療の質向上のための共通目標になります。

Delirium Team Approach (DELTA) プログラム[1]

国立がん研究センター東病院で開発された、各職種がチームとなって入院中の患者に生じるせん妄の予防と初期対応のプログラムのこと。

第2章 **3** 外来からはじめるせん妄予防プログラム 〈外来でのアプローチ〉

入院患者さんとご家族さまへ
せん妄予防へのご協力のお願い

　当院には、精神科リエゾンチームという、こころのサポートをするチームがあります。リエゾンとは、フランス語で「連携」の意味です。患者さんのお体は主治医、こころのサポートは精神科リエゾンチームと協働し、早期の退院につとめます。

　たとえば、病院での生活は、いつもの生活とちがいます。手術・治療・薬物による影響から、**一種のねぼけのような状態（せん妄）**になることがあります。これは、お体の状態や、治療、薬物による影響や環境の変化によっておこり、次のような変化がみられます。

- ・話のつじつまがあわない
- ・そわそわしておちつかない
- ・病院と家とを間違える
- ・興奮したり、怒りっぽくなる
- ・物を見間違えたり、見えないものが見えるという
- ・意識がぼんやりしていることと、はっきりしているときと、1日のなかで変動があるなどです。

・せん妄になりやすい方は、
- ・高齢の方
- ・お酒の量が多い方
- ・物忘れのある方
- ・以前、せん妄になったことがある方です

お願いしたいことは、入院するときに時計・カレンダー・めがね・補聴器・入れ歯・ラジオ・お気に入りの写真などなじみのあるものを持参し、できるだけ普段の生活に近づけることです。主治医から、精神科リエゾンチームの介入をご提案された場合、ご利用のご検討をよろしくお願いいたします。

精神科リエゾンチーム

　当院では、リエゾンチームが作成した「せん妄予防へのご協力のお願い」を使って、入院手続きの段階から、患者さんや家族にせん妄についてお伝えし、せん妄の予備知識をもっていただきます。仮にせん妄を起こしても、早期介入をする環境があることをお伝えすることも、せん妄予防の一助になります。

　これは、準備因子の確認が目的ではなく、患者さんや家族と関係性を築くことで、せん妄の予防と早期介入をするために行っています。

第2章　**3** 外来からはじめるせん妄予防プログラム　〈外来でのアプローチ〉

外来からはじめるせん妄予防プログラムの実際

Step 1：外来での問診時に評価

せん妄①

70 歳以上と全身麻酔手術の入院予定の患者さんへ「せん妄予防へのご協力のお願い」を説明して問診
- ①脳器質的障害
- ②認知症（疑い含む）やもの忘れ
- ③アルコール多飲
- ④せん妄の既往
- ⑤ベンゾジアゼピン系薬剤内服
- ⑥そのほかのせん妄ハイリスク関連薬剤の内服
- ⑦全身麻酔を要する手術・予定があること

どれか1つでもチェックが入れば、黄色いアイコンが点滅

Step1 のアセスメントは、外来での予定入院の患者さんの問診時に行っています。

70 歳以上で、かつ全身麻酔手術の予定入院の患者さんと家族に、「せん妄予防へのご協力のお願い」の書面をわたし、さらに口頭でせん妄の可能性について説明します。

次にプロフィールに関する問診票をわたします。問診票には、スライドの①〜⑦の内容に合わせた質問が記載されています。電子カルテのプロフィール欄に「せん妄予防プログラム」に準じた画面が設けられており、質問票に記入された回答は、あとで医療者が入力します。

Step1 の①〜⑦は「準備因子」の項目です。当院の電子カルテは、①〜⑦のどれか1つでもチェックが入っていれば、電子カルテの患者さんの名前の横に、「 **せん妄①** 」という黄色いアイコンがつねに表示されるシステムになっています。

第 2 章　3 外来からはじめるせん妄予防プログラム 〈入院当日に行う評価〉

外来からはじめるせん妄予防プログラムの実際

Step 2：入院当日に病棟で評価

せん妄②
　①睡眠状態
　②感情の変動
　③活動の低下
　④見当識障害
　⑤記憶障害
　⑥幻覚（幻視）、妄想
　⑦変動性・日内変動
⑦にチェックが入れば、赤いアイコンが点滅

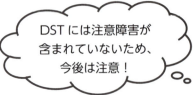

DSTには注意障害が含まれていないため、今後は注意！

　Step2 は、入院当日の患者さんの様子を観察して、医療者が評価します。7 つの項目のうち、⑦の「変動性・日内変動」にチェックが入れば、電子カルテの患者さんの名前の横に、「せん妄②」という赤いアイコンがつねに表示されます。「せん妄①」のアイコンは「せん妄リスクがある」ことを示し、「せん妄②」のアイコンは、「せん妄が出現している」ことを示します。

　電子カルテの患者さんの名前の横に、つねにアイコンを表示するシステムにした理由は、ひと目で「せん妄のリスク者」か「すでにせん妄を発症しているか」がわかるようにするためです。アイコンを集計することで、診療科別のせん妄リスク者数や、せん妄の発症者数、リエゾンチーム介入数などをデータ化することができます。

　電子カルテにこの機能をのせた当時は、DST をもとに内容を作成しましたが、せん妄の中核症状である注意障害が含まれていないことに注意が必要です。

> **DST**
> 　Delirium Screening Tool（DST）は、DSM-Ⅳのせん妄診断基準に則った観察形式チェックリストのこと

第2章　3 外来からはじめるせん妄予防プログラム　〈観察と看護計画立案〉

外来からはじめるせん妄予防プログラムの実際

Step 3： せん妄② を見たら精神科リエゾンチーム依頼検討
Step 4： 看護観察項目・計画立案とリエゾン記録で
　　　　　アセスメント強化

① 睡眠状態（フリーコメント）←重要
② 感情変動（＋・－）
③ 活動の低下（＋・－）
④ 見当識障害（＋・－）
⑤ 記憶障害（＋・－）
⑥ 幻覚（幻視）、妄想（＋・－）
⑦ 変動性・日内変動 ←重要
看護計画：＃急性混乱リスク

連携強化

【リエゾンチーム記録】

Step 5：せん妄ケア

　Step3は、「 せん妄② の状態の患者さんをみたら、精神科リエゾンチームへの依頼を検討してください」というものです。

　Step4は、「看護観察項目と看護計画を立案します。リエゾンチームが介入する場合は、チーム記録を参照・協働し、アセスメントを強化しましょう」というものです。ただしリエゾンチームが介入してもしなくても、看護観察項目と看護計画の立案は必須です。
　せん妄の観察項目はセット展開できるよう、電子カルテ内に作成しています。看護計画では一律で「＃急性混乱リスク」として挙げます。観察項目①〜⑦のうち、①と⑦は必須選択項目です。②〜⑥は個別性にあわせて選択し、詳細を入力します。

第2章　**3** 外来からはじめるせん妄予防プログラム　〈せん妄ケア〉

外来からはじめるせん妄予防プログラムの実際

<u>Step 5：</u> せん妄ケア

１．入院前の情報を患者・家族から得る

1) 物忘れや認知症の情報
2) 患者さんの睡眠パターン（睡眠薬の使用の有無・持参薬情報）
3) １日の過ごし方（趣味・嗜好・食事・排泄・ストレスへの対処ほか）

２．現在の身体状態はどうか

検査データの☑	看護援助を通して☑
□感染・炎症	□睡眠状況
□電解質バランス	□バイタルサインの変化
□脱水	□排泄（便・尿）
□低酸素	□水分摂取状況・INOUT バランス
□臓器障害	□食事摂取状況の観察
□その他（低栄養・貧血ほか）	□身体症状（痛み・呼吸苦ほか）
	□拘束状況（チューブ類・身体拘束）

　Step5 は「せん妄ケア」です。リエゾンチームが介入している場合は、チーム記録を参考に看護援助と協働します。

　せん妄は、変動性の観察が重要です。入院や手術をきっかけに睡眠障害が出現したり、夕方から不安の増強や落ちつきのなさが出現したりという変動性に関する情報が、せん妄評価には必要です。多職種がこのことを理解し、意図して変動性に関する情報をカルテに残せる関係性があるとよいですね。

　身体の状態もせん妄の誘因になります。炎症所見をはじめとした電解質バランスなどは、１日だけではなく、もっと長い経過でみることが大切です。たとえば、感染兆候の増悪がせん妄の増悪傾向なのか、改善傾向なのかといったことです。せん妄の原因はひとつではありません。誘因にあたりをつけ、せん妄の傾向を予測することが大事です。なぜなら、せん妄が「大火事」になりそうなのか鎮火傾向なのかを予測することで、不穏時にどのようにかかわるかを検討できるからです。

第2章 3 外来から始めるせん妄予防プログラム 〈せん妄ケア〉

> **外来からはじめるせん妄予防プログラムの実際**
>
> ### Step 5：せん妄ケア
> #### 3．促進因子の軽減
>
> - □時計・カレンダー・家族の写真・リアリティオリエンテーションで不安軽減
> - □ペインコントロールと鎮痛薬見直し検討
> - □排泄状況と緩下薬見直し検討
> - □睡眠状況と頓服使用の見直し検討
> - □必要最小限の身体拘束の検討
> - □リハビリテーションの状況
> - □ホスピタルガーデンへの散歩
> - □家族のリソース活用と労い
> - □本人の主訴・家族の思いの傾聴

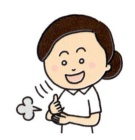

　せん妄ケアとは、促進因子の軽減を図ることです。あたりまえの看護援助にみえることでも、せん妄ケアとして意図して行うことが大切です。

　たとえば、「せん妄は意識障害の状態だから、その間のことは覚えていないだろう」という認識の看護師が行う接遇と、「せん妄患者さんの心理にはつねに不安があり、その軽減を図ることがせん妄ケアである」と意識している看護師が行う接遇とでは、当然、違ってくるでしょう。

　外来からはじめるせん妄予防プログラムは、せん妄の「火」がつかないことを願うものですが、せん妄の火がついてしまったら早期介入し、できるだけ早く鎮火させていきます。そのためにも、せん妄予防プログラムを外来から共有することが、患者さん・家族・医療者全員がせん妄を起こさないことを目指す関係づくりの一歩にしたいですね。

第3章

起こってしまった せん妄への対応

第3章　1 明日からできるせん妄の治療　〈抗精神病薬を知ろう〉

せん妄治療に使用が認められた薬剤

せん妄の治療薬として確立した薬剤はない！

| ハロペリドール | リスペリドン | クエチアピン |

| | | ペロスピロン |

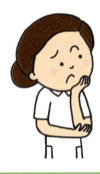

　3章では、せん妄となった患者さんにどのように対応したらよいかを、「抗精神病薬を知ろう」「補助療法を検討しよう」「せん妄リスクがあれば、ためらわずに薬剤を使おう」の3つに分けて、考えていきます。

　まずは薬物療法です。不穏時に使用される薬について、あなたはどれくらい知っていますか？　不穏時に最も使用されるのは抗精神病薬です。抗精神病薬とは統合失調症の治療薬のことですが、現在、脳梗塞後遺症のせん妄の改善に適応があるチアプリド（グラマリール®）以外、すべて適応外となります。

　しかし適応外でありながら、2011年に厚生労働省からせん妄の治療に使用が認められた薬剤があります。それが、ハロペリドール（セレネース®）、リスペリドン（リスパダール®）、クエチアピン（セロクエル®）、ペロスピロン（ルーラン®）の4剤です。

第3章　1 明日からできるせん妄の治療　〈抗精神病薬を知ろう〉

せん妄治療に使用が認められた薬剤

使用する薬剤を統一

- 糖尿病なしの場合　　　　**クエチアピン** (12.5mg)　**1～3錠**
- 糖尿病ありの場合　　　　**リスペリドン** (0.5mg)　**1～3包**
- 興奮が少ないせん妄の場合　**トラゾドン** (25mg)　**1～3錠**

- 内服できない患者さんの場合　**ハロペリドール** (5mg)　　**0.5A**
　　　　　　　　　　　　　　＋生理食塩水 50mL

　30分かけて点滴静注※

※パーキンソン病、レビー小体型認知症には禁忌

第3章　起こってしまったせん妄への対応

　松下記念病院では、患者さんに不穏な様子がみられたとき、とくにせん妄に対しては、前ページの薬剤を統一指示の薬剤として設定しています。

- 糖尿病がない場合はクエチアピンを、糖尿病がある場合はリスペリドンを使用します。
- 興奮が少ないせん妄の場合はトラゾドンも検討されます。
- 内服できない患者さんの場合はハロペリドールを使用しますが、パーキンソン病やレビー小体型認知症の患者さんには禁忌なので、注意が必要です。

第3章　1 明日からできるせん妄の治療　〈抗精神病薬を知ろう〉

せん妄治療に使用が認められた薬剤

クエチアピン

せん妄に効果あり

ハロペリドールと同等の効果

半減期が短い（3〜4時間）

糖尿病患者さんには禁忌

クエチアピンは非定型の抗精神病薬で、薬剤性パーキンソン症状や高プロラクチン血症が出現しにくく、安全性が高い薬剤といえます。せん妄の治療に関しては、ハロペリドールと同等の効果を示すという研究結果はあるものの、いずれの試験も Power 解析では不十分であることが指摘されています[1-3]。低用量（〜200 mg 程度）の使用で鎮静効果を発揮します。半減期も 3〜4 時間であり、過鎮静となる可能性も低いといえます[4]。

日本では糖尿病の患者さんには禁忌なので、注意が必要です。

非定型抗精神病薬

比較的新しい抗精神病薬を指し、「定型抗精神病薬」に対しての表現。ここでの「定型」とは、「効果があれば必ず副作用があるという決まった作用（＝定型）」に対する「非定型」で、「効果があるにもかかわらず、副作用が出にくい」ということになる。

第3章　**1** 明日からできるせん妄の治療　〈抗精神病薬を知ろう〉

せん妄治療に使用が認められた薬剤

リスペリドン

深い睡眠が得られる

術後せん妄への効果が示されている

半減期が長い（21 時間）

抗幻覚妄想作用が期待できる

リスペリドンは、抗幻覚妄想作用に加えて比較的強い鎮静効果を発揮し、徐波睡眠やノンレム睡眠といった深睡眠を増加させます。非定型抗精神病薬であり安全性は高いものの、薬剤性パーキンソン症状や高プロラクチン血症、QTc 延長といった副作用が報告されています。低用量の使用では薬剤性パーキンソン症状は出現しにくいのですが、用量依存性にリスクが増大し、6 mg/ 日以上では定型抗精神病薬と同等とされます。

剤型の豊富さも特徴で、内服薬としては一般錠、口腔内崩壊錠、液剤が存在するので、患者さんの状況に併せて投与方法が選択できます。

リスペリドンは即効性が期待されますが、一方で、体内代謝によってパリペリドンへ変換されると、その半減期が 25 時間程度と長いため、過鎮静などに注意が必要です [5]。

第3章　1 明日からできるせん妄の治療 〈抗精神病薬を知ろう〉

せん妄治療に使用が認められた薬剤

ハロペリドール

せん妄に最も使用されている

せん妄への効果は多数報告されている

半減期が長い（14時間）

経静脈的に投与できる

　ハロペリドールは定型抗精神病薬で、せん妄に強く作用します。一方で薬剤性パーキンソン症状や高プロラクチン血症の頻度が高まります。抗幻覚妄想作用に優れ、鎮静効果も期待できます。せん妄の治療に関する有効性を示す研究も報告されています[6-8]。

　剤型は複数ありますが、リエゾン精神医学領域で用いる場合には注射製剤が中心で、経静脈的に投与が行える、日本で承認されている唯一の抗精神病薬です。

　注射製剤10mgを静脈投与したときの血中半減期は14時間程度で、比較的長いです。注射製剤2mgを筋肉内注射すると、投与後20分以内に最高血中濃度に達するとされており、臨床でも即効性が期待されます[9]。日中の不穏時に使用したとしたら、効果は夜間まで持続し、睡眠に影響する可能性があります。

第3章　1 明日からできるせん妄の治療　〈抗精神病薬を知ろう〉

せん妄に使用するそのほかの抗精神病薬

アセナピン

舌下投与できる

消化器に影響が少ない

半減期が長い（17 時間）

せん妄への効果の報告はまだ少ない

※内服できないときや消化器の術後、治療抵抗性のときに使用

　アセナピンは非定型の抗精神病薬で、2016 年に販売開始となった比較的新しい薬剤です。商品名は「シクレスト®」です。

　舌下投与できるのが大きな特徴で、内服できない人にも使用できます。また抗コリン作用がほとんどないので、消化器に影響が少ないのがメリットですが、半減期が長いので持ち越しやすく、傾眠となってしまう可能性があります。せん妄への効果の報告はまだ少ないですが、私たちの施設では、消化器の術後やほかの薬剤で効果がない場合に、使用することがあります。

第3章　1 明日からできるせん妄の治療　〈補助療法を検討しよう〉

補助療法の選択

おもな補助療法

❶ 抗精神病薬＋ベンゾジアゼピン系薬剤

❷ 抗精神病薬複数使用

❸ 抗精神病薬＋オレキシン受容体拮抗薬

❹ 抗精神病薬＋抗ヒスタミン薬

❺ 抗精神病薬＋トラゾドン

　5種類の補助療法を上記に挙げました。❶については、緩和ケアにおける終末期せん妄に対して、ハロペリドール単独よりもベンゾジアゼピン（以下、BZ）系薬剤を併用したほうで効果があったという報告[10]があります。❷は、終末期せん妄の興奮に対して、効果が乏しい抗精神病薬の単独投与よりも、切り替えや複数薬剤の併用で効果があったという報告[11]によります。

　それ以外に大きな研究報告はありませんが、❸に関しては、オレキシンの薬理作用（→ p.24）から安全に併用できる可能性があります。❹に関しては、BZ系薬剤の併用に比べて呼吸抑制が少ないことから、呼吸状態が悪く、内服できないせん妄患者さんに併用することがあります。❺に関しては、定期で併用するというよりも、定期の抗精神病薬に不眠時の指示でトラゾドンを追加内服することがあり、一定の効果が見込めるときがあります。抗精神病薬単剤で効果が乏しい場合は検討してみてもよいかもしれません。

第3章　1 明日からできるせん妄の治療　〈せん妄リスクがあれば、ためらわずに薬剤を使おう〉

せん妄リスクありの場合は、ためらわずに薬剤を使おう

なるべく早いタイミングで使用する

火事といっしょで、大きくなるとなかなか消えない！

せん妄だと判断したらすぐ使用

　前述しましたが、せん妄は火事と同じようなものなので、とくに興奮の強い過活動型せん妄は、一度燃え広がる（発症する）と、薬剤を使用してもなかなか鎮火する（落ち着かせる）ことができません。せん妄症状がひどくなった眠前の時間帯に薬剤が投与されることが多いかもしれませんが、そうなってからでは内服してもらうのにも苦労しますし、薬剤の効果も十分に発揮されません。入院している場合はなるべく早い時間（夕食前後）に使用し、せん妄が小火（ぼや）のうちに鎮火するようにしましょう。

　具体的には、右のスライドのように使用してみてください。

不穏時が頻回になるようなら定期で処方を夕に

例
クエチアピン (12.5mg)　　　　1錠 分1 夕食後
リスペリドン内用液 (0.5mg)　　1包 分1 夕食後
トラゾドン (25mg)　　　　　　1錠 分1 夕食後

第3章　1 明日からできるせん妄の治療　〈せん妄リスクがあれば、ためらわずに薬剤を使おう〉

不眠時と不穏時で薬剤を使い分ける

不眠時 せん妄ハイリスク

レンボレキサント※（2.5mg）　**1〜2錠**
レンボレキサント※（5mg）　**1〜2錠**
※重度の肝障害患者には、スボレキサント（15）1錠を選択
不眠症治療として
トラゾドン（25mg）　**1〜2錠**

いずれかを

内服できないとき
ヒドロキシジン（50mg）　**0.5A**
　＋生理食塩水 50mL

30 分かけて点滴静注
※どうしても眠れないときだけ

不穏時 せん妄

（糖尿病なし）
クエチアピン（12.5mg）　**1〜3錠**
（糖尿病あり）
リスペリドン内用液（0.5mg）**1〜3包**
トラゾドン（25mg）　**1〜3錠**

いずれかを

内服できないとき
ハロペリドール（5mg）　**0.5A**
　＋生理食塩水 50mL

30 分かけて点滴静注
※パーキンソン病やレビー小体型認知症には禁忌

また、不眠時と不穏時を区別して、上記のような薬剤の使用もよいかもしれません。

1 不眠時

　不眠時は、せん妄を起こしやすい BZ 系薬剤を避け、オレキシン受容体拮抗薬（レンボレキサント）や、適応外ではありますがトラゾドンのどちらかを使用しましょう。

2 不穏時

　不穏時はおもに抗精神病薬を使用します。ただ、やみくもに使用するのではなく、それぞれの薬剤のプロフィールを理解したうえで、使用しましょう。使用する時間帯を早めるなどの工夫や、抗精神病薬だけで効果がない場合は、ほかの薬剤との併用も検討しましょう。

第3章 2 せん妄のときの効果的な申し送り 〈不眠と不穏を見分ける〉

不眠と不穏を見分けることが必要

せん妄時の効果的な申し送り

早期のせん妄改善と遷延させないために
不眠時と不穏時の対応を使い分ける！

せん妄対策のあるとき　　　**せん妄対策のないとき**

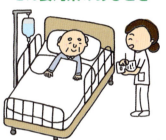
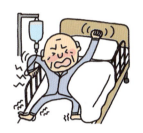

　せん妄のときの効果的な申し送りの目的は、早期にせん妄を改善し、遷延させないために、「不眠のときの対応と不穏のときの対応を使い分ける」ことに尽きます。

　高齢者のせん妄は、一度生じてしまうと遷延しやすく、原疾患まで悪化させます。そうなると在院日数が延びたり、長期臥床のために合併症のリスクが高まるなど、患者さん・家族・医療者、誰にとっても不幸な状態となります。
　そうならないためにも、不穏と問題行動の違いや不眠時と不穏時の対応の違いなどについて、かかわる人全員が共通認識をもつ必要があります。

第3章　2 せん妄のときの効果的な申し送り　〈不眠と不穏を見分ける〉

「不穏」と「問題行動」の違い

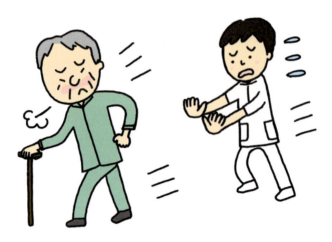

「不穏です！」　リエゾン看護師としてラウンドしていると、多くの看護師からこの言葉が聞かれます。しかしそのときに注意が必要なのは、それは「不穏」なのかということです。

不眠や昼夜逆転、見当識障害、興奮・易怒性、幻視などなど……。問題行動と受け止めがちですが、これらはせん妄の症状であって問題行動ではありません。患者さんは、せん妄のために生じた注意や見当識の障害によって混乱している状態です。

せん妄が生じるおもな原因は身体疾患や薬剤、手術などです。そのため、この混乱した状況から脱するには、身体を治すしかありません。しかし患者さんだけでは身体を治せません。だから、患者さんや家族を含めたチームでの対応が必要なのです。

医療者がせん妄の火に油を注いでしまわないために、チームで団結する。そのために、全員がせん妄を正しく理解していることが大切です。

第3章 2 せん妄のときの効果的な申し送り 〈不眠と不穏を見分ける〉

「変動性」と「日内変動」

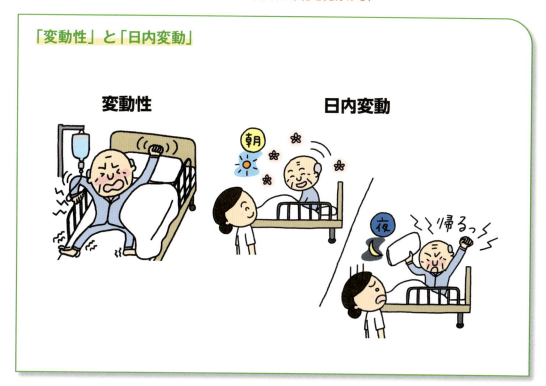

　突然ですが、質問です。
　今から、認知症の患者さんにせん妄があるかないかを評価します。患者さんの状態が行動・心理症状（BPSD）が増悪したものなのか、せん妄によるものなのかを鑑別するには、「経過をみること」がポイントです（2章2→p.30）。それはなんでしょうか。ヒント、漢字3文字です。
　そう、「変動性」です。

　続いて、もう1問。
　せん妄評価で、せん妄と認知症を鑑別するための観察項目の一つは「変動性」でした。「変動性」と同じように経過をみる観察項目はなにか、漢字4文字でお答えください。
　おわかりですね？　そう、「日内変動」です。

　申し送り時には、この2点の情報を伝えることが肝心です。

第3章　2 せん妄のときの効果的な申し送り 〈不眠と不穏を見分ける〉

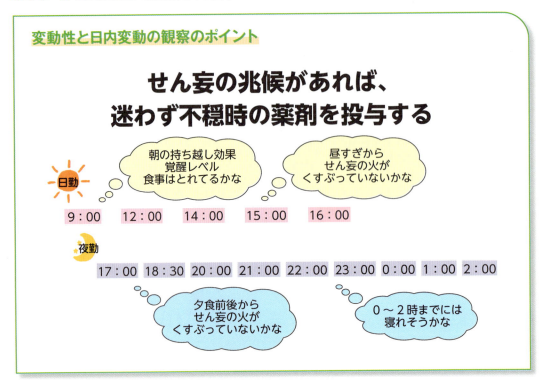

変動性と日内変動の観察のポイント

　せん妄を大火事にしないために、日勤・夜勤で変動性と日内変動の有無や状態を観察します。せん妄の兆候があれば、迷わず不穏時の対応で消火することが原則です。

1 日勤帯

　朝の挨拶時に睡眠と覚醒レベルを評価します。前の晩に頓服が使用されていれば、そのときに持ち越し効果の有無や程度が評価できるので、事前の情報収集時に昨晩の投与時間、薬剤、薬効を把握しておきましょう。また、朝昼の食事や排泄などのケアを通して患者さんの注意力や見当識の低下の有無を観察し、同時に活動量を増やすためのケアを多職種で実施します。昼すぎからは日内変動の様子を多職種で観察し情報共有し、夜勤帯に申し送ります。

2 夜勤帯

　日勤からの申し送りを受け、夜勤の挨拶時に患者さんの反応を観察し、実際の様子を確認しましょう。その後は夕食前後まで、患者さんが1人で落ち着いていられるかを観察します。患者さんの表情を見て（眉間にしわをよせている）、目線を見て（アイコンタクトとれない、うつむき加減）、声をかけて（声かけに気づいているか、内容を理解しているかなど）、注意力や見当識を観察します。

第3章 2 せん妄のときの効果的な申し送り 〈不眠と不穏を見分ける〉

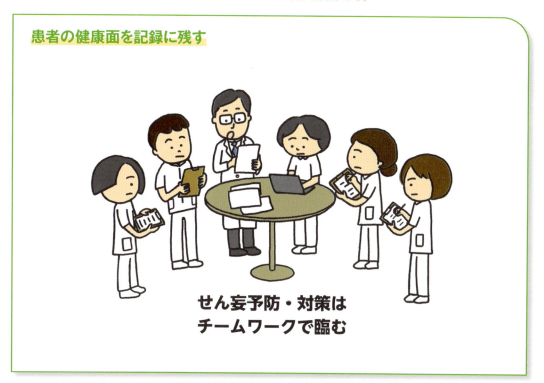

患者の健康面を記録に残す

せん妄予防・対策は
チームワークで臨む

　せん妄の早期発見・早期介入のために、患者さんの様子がいつもと違うと少しでも感じたら、チームで共有します。患者さんの安全の確保には頻回な観察が必要であり、観察の目を増やすためです。また患者さんの行動には個人差があることを踏まえて、対応をチームで相談し共有します[1]。

　行動の個人差について、食事場面を例に挙げます。食事に集中できる人であれば、安全に食事摂取ができそうならば、できるだけ自分で食べてもらいましょう。食事に集中できそうにない様子のときは、せん妄の火が大きくなる前兆ととらえ、夕食後の定期薬を確認します。定期薬に不穏時に使用する薬剤がなければ、必要な薬剤の使用を検討しましょう。夕食後、早めに眠剤を渡します。その後は1時間ごとに観察し、必要なときは不穏時の頓用の追加を検討します。

　不眠時や不穏時に使用する薬剤は、1日に使用できる上限をあらかじめ確認しておきます。術後であれば、経口摂取ができない場合に備えて、「内服不可時」の注射指示をもらっておきます。たとえば、「1時間あけて、1日上限3回まで使用可」「内服不可時：注射指示もしくはスキップ可」などです。

第3章　2 せん妄のときの効果的な申し送り 〈それぞれのときに使用する薬剤〉

> **不眠時に使用する薬剤とその使い分け**
>
> # 不眠時に使用する薬剤
>
> **不眠時**　①レンボレキサント　②トラゾドン　③スボレキサント　のどれかを使用
> 　　　　　　＊レンボレキサントとスボレキサントの2剤を1日内で使用不可
>
> ❶**重度肝障害がある場合**
> 　スボレキサント（5mg）　1回1錠　追加不可（高齢者は15mg）
> 　　中途覚醒があれば…トラゾドン（25mg）
> 　＊1日75〜100mg、日本では1日150gまで
>
> ❷**重度肝障害がない場合**
> 　レンボレキサント1回（2.5mg）か（5mg）
> 　＊1日10mgまで追加可能
>
> ＊**内服不可時**
> 　ヒドロキシジン（50mg）0.5A＋生理食塩水（50mL）1本
> 　30分かけて静注

　レンボレキサントは1日10mgまで使用可能なので、2.5mgか5mgを1錠ずつ追加することができます。スボレキサントは15mg錠1錠なので追加することができません。また、スボレキサント1錠を投与後に、レンボレキサントを追加することはできません。

　不眠時に使用される薬剤は、おもに①レンボレキサント、②トラゾドン、③スボレキサントですが（2章1 → p.18）重度肝障害の有無によって、使い分けを検討します。

1 重度肝障害がある場合

　重度肝障害があれば、③か②を選択します。③を使用して朝まで良眠が得られれば、③が適切と考えます。③を使用して中途覚醒をするなら、②を使用します。②は上限まで追加可能で、1日のなかで2剤併用が可能です。

2 重度肝障害がない場合

　重度肝障害がなければ、①か②の使用を検討します。①は中枢神経に働きかけるわけではないので効果がマイルドです。

第3章　2 せん妄のときの効果的な申し送り　〈それぞれのときに使用する薬剤〉

不穏時に使用する薬剤

不穏時に使用する薬剤

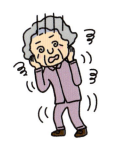

- 不穏時に使用する薬剤は、**午前0～2時前に良眠を得て、昼夜のリズムを整える**ことが目的
- せん妄の兆候がみられたら、早めに不穏時に使用する薬剤を投与する

不穏時に使用する薬剤（向精神薬）の使用には
**主治医から患者・家族に同意を得ていることが
大前提**

　不穏（せん妄）時に使用する薬剤の実際については、第3章1（→ p.16）を参照してください。
　不穏時に薬剤を使用するのは、午前0～2時までの良眠を目指し、昼夜のリズムを整えるためです。せん妄の可能性を把握したら、抗精神病薬などの投与を検討します。

　このとき患者さんや家族に同意を得ていることが重要です。当院では、精神科リエゾンチームが介入してもしなくても、せん妄治療のために向精神薬を使用する場合は、主治医が必ず家族から同意を得ています。看護師は「医師の指示があるから投与」でなく、患者さんや家族から同意が得られているかどうかを医師に確認します。夜間などの理由で同意が後手になった場合も、医師には「同意を得ようとした」という記録を残してもらいましょう。その後、同意が得られたことをカルテに残しておきます。

第3章　2 せん妄のときの効果的な申し送り　〈治療的な申し送りで伝えること〉

申し送りで伝えてほしいこと

❶変動性・日内変動の有無だけでなく、1日のうちでいつごろから変化する可能性があるか

❷不眠の有無だけでなく、不眠時・不穏時の薬剤を使用していれば、その使用状況と薬効。また、本人と看護師からみた睡眠の質はどうか

❸不穏の有無だけでなく、不穏時の薬剤を使用していれば、その使用状況と薬効。また身体データを踏まえた不穏の傾向（増悪か改善傾向か）のアセスメント

上記にプラスして、日勤帯にすること
❹不穏でないときの情報を記録に残しておく

　せん妄を起こしたときの治療的な申し送りは、日勤と夜勤の情報をあわせた、24時間トータルの患者さんの情報になることが重要です。伝えてほしいのは、以下の①〜③のことです。

　①変動性・日内変動の有無だけでなく、1日のうちでいつごろから変化する可能性があるか

　②不眠の有無だけでなく、不眠時・不穏時の薬剤を使用していれば、その使用状況と薬効。また、本人と看護師からみた睡眠の質はどうか

　③不穏の有無だけでなく、不穏時の薬剤を使用していれば、その使用状況と薬効。また身体データを踏まえた不穏の傾向（増悪か改善傾向か）のアセスメント

さらに日勤帯は④を追加してください。

　④不穏でないときの、健康面（ケアやリハビリ・身体的拘束時の反応性・他患者や医療者とのかかわり）の状況を記録に残す[2]。

第3章 2 せん妄のときの効果的な申し送り 〈治療的な申し送りで伝えること〉

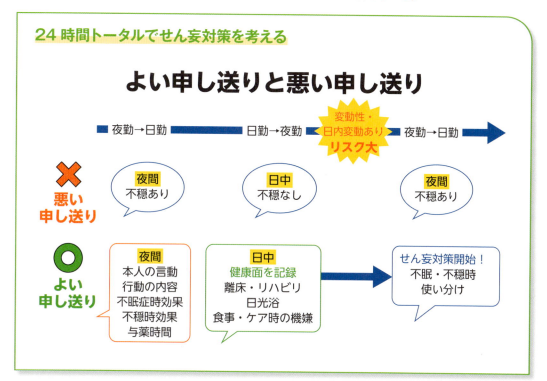

　前ページの①〜④は、「夜の良眠を昼につくる」ために必要な情報です。

　夜勤の挨拶のとき、痛みや不安などについて患者さんに尋ねます。痛みや不安を感じたら、早い段階で看護師に知らせてほしいことを伝え、患者さん本人に協力のお願いをしておくのです。痛みや不安は良眠を妨げる要因です。

　このやりとりにはもうひとつの役割があり、やり取り自体がせん妄のアセスメントになるのです。やり取りの間、意思疎通ができているか、そわそわしていないかといった様子を観察します。眠剤を渡す前の時間帯にアセスメントができれば、せん妄が予測されるなら不穏時の薬剤を、せん妄でないなら不眠時の薬剤を投与するといったように、適切な薬剤を効果的に使用することができます。アセスメントの内容を夜勤の看護師で共有しておくことも重要です。

　翌日の日勤帯では、患者さんが昼夜逆転しないよう離床させ、日光などの力を借りて覚醒状態を保つケアをします。これが昼のせん妄ケアであり、夜の良眠につながります。

　せん妄対策は、24時間トータルで考えることが重要です。

第3章　3 多職種で取り組む効果的な対策　〈精神科リエゾンチームの実際〉

多職種チームがせん妄対策に有効

多職種連携によるチームでの介入が
せん妄の悪影響を下げる

- 薬剤師
- 主治医 精神科医師
- 病棟／地域看護師 リソースナース
- 理学療法士 作業療法士
- 患者・家族
- 臨床心理士 公認心理師
- 医療ソーシャルワーカー 精神保健福祉士

　多職種連携によるチーム介入がせん妄の発症率・重症率の低下、転倒・転落を減少させるといわれています。たとえば、認知機能低下に対する介入（日光が当たる場所へのベッド移動やカーテンを開けるなどの光調整、認知症患者へのリアリティオリエンテーションを用いるなどの見当識維持など）、疼痛管理、脱水および便秘の治療、薬剤調整、低酸素の評価（必要なら治療）、栄養管理、感染予防・治療、感覚低下に対する介入（眼鏡や補聴器など）、早期離床（歩行不能なら ROM 訓練）、睡眠障害への介入などです[1]。

　また、精神科リエゾンームの医師はコンサルテーションリエゾンのリーダーとして、多職種の専門性を活かし現場に即した精神保健医療サービスを行います。リエゾンナースは、精神科専門看護師・老年看護専門看護師もしくは、認知症看護認定看護師・精神科看護認定看護師という資格者がチーム要員となります。

　次ページ以降は、コメディカルの職種の役割の紹介ですが、病棟・地域の看護師や多職種連携を図りながらそれぞれの役割を果たしています。また、現在算定している「入院精神療法Ⅰ（360点）」や「精神疾患診療体制加算」に追加して、「精神科リエゾンチーム加算」をとることができます。

第3章 3 多職種で取り組む効果的な対策 〈薬剤師の役割〉

入院時の薬剤師のかかわり

せん妄リスク薬剤の回避

ベンゾジアゼピン系および非ベンゾジアゼピン系睡眠薬の継続についての確認（70歳以上）

1剤服用 ＋服用開始して半年以内の場合	2剤以上服用している場合 &/or 半年以上服用している場合
オレキシン受容体拮抗薬（当院ではデエビゴ®錠を推奨）への変更を検討	精神科医師へ紹介

　松下記念病院では、患者さんの入院が決定した際に看護師と薬剤師が入院前面談を行っています。薬剤師の役割は、当院で作成した「せん妄アセスメントシート」に沿ってせん妄リスク薬剤の服用状況を確認・評価し、入院後は病棟薬剤師が二次評価します。

　薬剤師が主治医にレンボレキサント（デエビゴ®錠）への変更を提案する際には、Child-Pugh分類を用いて肝機能障害を確認します（重度の肝機能障害のある患者さんは禁忌です）。またCYP3A阻害薬との併用を確認します。

　ベンゾジアゼピン（以下、BZ）系や非BZ系睡眠薬を2剤以上服用している場合や半年以上服用している場合は、精神科医師への対診を主治医に依頼します。急激な中止は反跳性不眠を引き起こすことがあるためです。

第3章 3 多職種で取り組む効果的な対策 〈薬剤師の役割〉

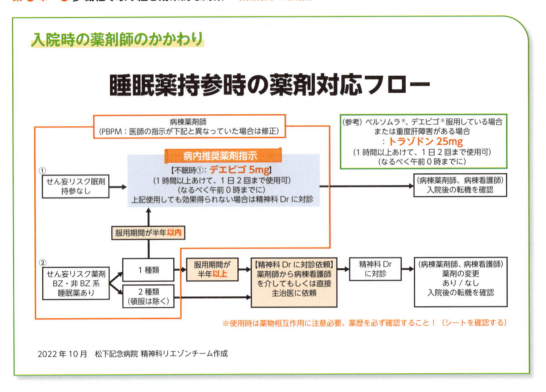

　上記は松下記念病院の精神科リエゾンチームが作成した、「睡眠薬持参時の薬剤対応フロー」です。

　BZ系、非BZ系の睡眠薬の服用が1種類であり、かつ服用期間が半年以内である場合、もしくは睡眠薬を常用していない患者さんに対して、病棟薬剤師が不眠時の指示薬を院内推奨薬剤に変更します。
　薬剤師はPBPMとして取り組んでいます。PBPMとは「プロトコールに基づく薬物治療管理（protocol based pharmacotherapy management）」の略で、薬剤師に認められている現行法の業務のなかで、医師と合意したプロトコールに従って薬剤師が主体的に実施する業務を行うことを意味します。

第 3 章　3 多職種で取り組む効果的な対策　〈薬剤師の役割〉

使用薬剤の説明

たとえばデエビゴ®について説明するとしたら…？

> このお薬は眠りやすくするお薬です。
> 翌日まで眠気が残ることがあります。食事と同時または食事のすぐあとには飲まないでください。
> 人によってはふらつきが出たり、飲み始めのときに悪い夢を見る方もおられます。なにかあれば教えてください。

RMP（医薬品リスク管理計画書）を確認しておきます

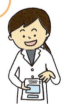

　オレキシン受容体拮抗薬にはスボレキサント（ベルソムラ®錠）とレンボレキサント（デエビゴ®錠）が発売されています。

　BZ系や非BZ系の睡眠導入薬は、覚醒にはたらいている神経活動を抑えることで眠気を促します。それに対しオレキシン受容体拮抗薬は睡眠・覚醒の周期に関係する生理的な物質（オレキシン）のはたらきを調整し、睡眠状態に近づけていきます。このため自然な眠気を強くするという効果が期待できます。

　ただし、服用開始数日間は悪夢や金縛りといった副作用が出ることがあります（悪夢：1.4%、金縛り：1.6%）。

　レンボレキサント（デエビゴ®錠）は、睡眠と覚醒の調整により大きな役割を担っているオレキシン2受容体に強く作用します。

RMP（医薬品リスク管理計画書）

　RMPは医薬品の開発から市販後まで一貫したリスク管理を1つの文書にわかりやすくまとめ、調査やリスクを低減するための進捗に合わせて、または定期的に確実に評価が行われるようにするもの。すでにわかっているリスクだけではなく、潜在的リスクや不足している情報についても記載されている。

第3章　3　多職種で取り組む効果的な対策　〈臨床心理士／公認心理師の役割〉

せん妄と患者の心理状態

せん妄患者さんに対する心理的配慮

①患者さんも怖い思いをしている

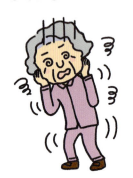

②せん妄を起こしたことを知った患者さんのケア

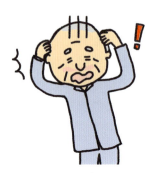

　せん妄対策において臨床心理士／公認心理師は、患者さんの心理状態を把握し、心理面に配慮しながら不安の緩和などの心理的サポートを行います。また必要時は家族サポートを行うこともあります。

①せん妄を起こす以前に、患者さんは病気・治療や入院で不安を感じています。心理的な要因もせん妄に影響を与えることを念頭に置いておくことが必要です。せん妄状態の患者さんは身体の不快感に加え、夢と現実の区別がつかないことで恐怖や身の危険を感じています。ある意味、自然で人間的な反応といえます。イメージとしては、「自分が宇宙人に誘拐され、どこかわからないベッドに寝かされている。自分も夢か現実かわからない状態なのに、同じような服を着た宇宙人が入れ替わり立ち替わりやってきて、なにか話しかけてきたり、よくわからない道具で、ときどき痛いことや不快に感じることをしてくる」感じです。

②せん妄を起こしたことを知った患者さんは、自分が覚えていないところで恥ずかしい行動をとってしまった、医療者や家族に負担をかけてしまったと、申し訳なさを感じます。「名誉を汚すものや恥ずべきことではないこと、度々起こる可能性があること」[2]を伝え、せん妄を生じるのは自分だけではないことを知ってもらい、安心感につなげることが大切です。

第3章　3 多職種で取り組む効果的な対策　〈臨床心理士／公認心理師の役割〉

せん妄と患者の心理状態

せん妄患者さんに対する心理的配慮

③リアリティオリエン　　　④家族ケア　　　　　　⑤医療スタッフの
テーションについて　　　　　　　　　　　　　　セルフケア

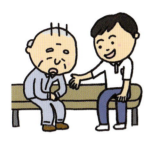
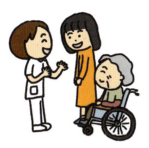
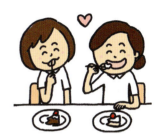

③患者さんの不安や恐怖が強い場合、一方的に今置かれている状況や環境（見当識）を伝えると混乱や苦痛を強めてしまいます。患者さんの混乱が強く見当識の理解がむずかしい場合は「大丈夫ですよ」など安心できるような声かけを行います。患者さんのカルテすべてに目を通すのはむずかしいかもしれませんが、これまでの経過や家族構成などの患者背景をある程度把握することで、本人の心理状態の理解やイメージがしやすくなります。

④患者さんがせん妄を起こすと家族も動揺します。病状に加え、せん妄状態への不安も加わるでしょう。また、自分の家族がせん妄を起こしてしまったことで、医療者に申し訳なさも感じる場合もあります。家族も驚いたであろうこと、しばしば起こることであり、必ずよくなることを伝えます。医療者から見るとせん妄は日常的ですが、せん妄に馴染みのない家族にとっては驚きや恐怖、動揺を感じているでしょう。医療者との解釈の違いや温度差が生じやすいので、家族の気持ちに寄り添って説明することが大切です。

⑤せん妄状態の患者さんは、ときに興奮したり不穏状態となり、医療者が暴言や暴力を浴びることもあるでしょう。医療者もストレス状態となりやすいため、自分を労い、自分を大切にするケア（好きなことをする、自分のマッサージ、好きなものを食べるなど）を積極的に行いましょう。ときには愚痴を言いあうのも大事ですよ。

第3章　3 多職種で取り組む効果的な対策　〈作業療法士の役割〉

せん妄予防のための作業療法士の介入

初回評価時に病棟看護師から得たい情報

①環境
②制限事項
③ADL（身体機能・認知機能も含む）
④病室での日中の様子（発言、会話内容も含む）
⑤かかわりで気を付けていること

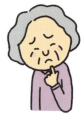

身体機能、認知機能、
両面へアプローチ
★現実感の回復
★不安感の緩和
★健康的な側面を引き出す

　作業療法士はせん妄予防に対して、「活動」を用いて現実感の回復、不安感の緩和、健康的な側面を引き出すことを目指しています。しかし作業療法士が介入する時間帯によっては、患者さんから直接情報を得ることがむずかしいことも少なくありません。

　初回評価の際、作業療法で行う活動を決めるために、病棟看護師に次のような情報提供をお願いしたいです。

①患者さんの環境（ICU／HCU、一般病床〔ベッド数〕、詰所脇のスペースなど）
②病棟管理上の制限も含め、離床の可否、ギャッチアップ可能な角度、車いす坐位が可能か、端坐位が可能かなど
③ADL（自身でしていること、看護師が助けていること。とくに食事、トイレ、更衣など）
④日中どのように過ごしているか。睡眠状況、会話内容など。
⑤かかわる際に気を付けていること

　これらの情報をもとに、作業療法士が患者さんにかかわることで、より早期に適切な活動を提供でき、せん妄予防に役立ちます。

第3章　3 多職種で取り組む効果的な対策　〈作業療法士の役割〉

せん妄予防のために看護師にお願いしたいこと

①同一時間帯の
OT介入への協力

②ベッドはできるだけ
窓側で、景色や天候の
会話

③作品を介しての会話

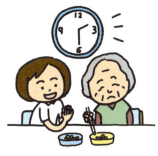
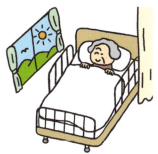
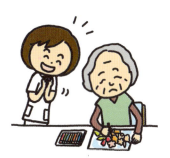

　睡眠覚醒リズムの障害は、せん妄の発症および重症化に関連し[3]、朝の光を浴びるのは入眠や起床時間の遅れの改善に効果的だといわれています[4]。そこで、睡眠覚醒リズムの改善のために、次のことをお願いできればと思います。

①作業療法士ができるだけ同一時間帯に介入するために、ほかの処置などの時間調整をお願いします。より多くの職種が1日にかかわることができるように、介入時間帯を分散することが望まれます。

②朝に外の光を目にすることができるベッドの配置は重要です。また、窓から見える景色、天候、日の当たりかた、雲の動きなどはつねに変化するため、どのタイミングでも話題として成り立ちます。身体管理上の問題でむずかしい場合もあると思いますが、移動できる状態になれば、できるだけ早期に窓側への移動を検討してください。

③作業療法での作品を、患者さんやスタッフの視界に入る場所に配置します。ぜひ、会話のきっかけとして利用してください。「できること」を通して病棟スタッフや家族とコミュニケーションをとることで、意欲の改善を目指すのが目的です。

第 3 章　3 多職種で取り組む効果的な対策　〈作業療法士の役割〉

> **せん妄予防のために看護師にお願いしたいこと**
>
> ④作業活動を行える環境設定　　⑤リハビリ専門職（PT、OT）への早めの介入依頼　　⑥リエゾン依頼基準の明確化
>
>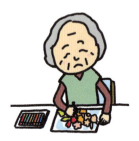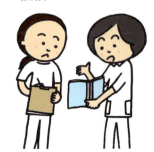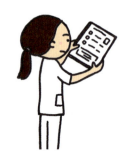

④座位保持時間を確保するだけではなく、患者さんが好む活動ができる環境設定をお願いします。作業種目や内容は作業療法士が提案できます。

⑤早期離床はせん妄予防にとってとても重要です。米国では、リハビリスタッフの早期介入で、人工呼吸器装着期間やせん妄期間が短縮することが報告されています[5]。リエゾンでは精神科作業療法士が介入しますが、並行して身体科のリハビリテーションの早期介入依頼も有益です。より多くのスタッフがかかわることで、さまざまな角度からのアプローチが可能となります。

⑥リエゾン依頼をするかどうか、患者さんごとに迷うことがないように、導入基準（せん妄の既往歴、認知症のある70歳以上の患者さん、など）を明確にしておくと、早期介入につながります。

第3章　3 多職種で取り組む効果的な対策　〈医療ソーシャルワーカーの役割〉

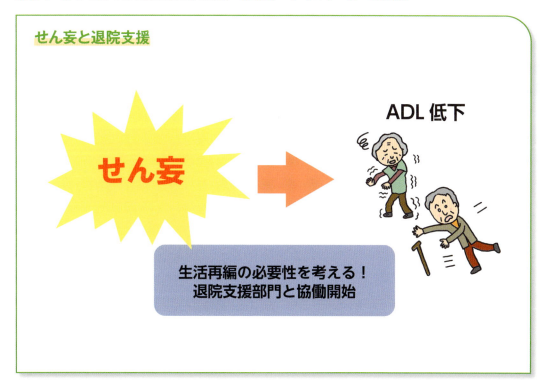

　日々の臨床場面では、せん妄発症によってADLが低下し、生活再編の必要が見込まれる場面は珍しくありません。医療者としても退院への不安を感じることもあります。

　昨今では、地域包括ケアシステムの推進に伴い、入退院支援が診療報酬に組み込まれています。そのため医療機関には、入院早期から多職種連携にて患者さんと家族を支援するよう、体制構築が求められています。そのようなときに要となるのが、医療ソーシャルワーカーや退院支援看護師です。ここでは退院支援の実際について述べていきます。

　入退院支援加算1・2を算定している医療機関では、入院後早期に退院困難要因を有する患者さんを抽出したうえで、病棟看護師と退院支援を担う社会福祉士（医療ソーシャルワーカー）または看護師がカンファレンスを実施します。退院困難要因とは次ページの項目を指します。せん妄患者の場合、ADL低下が予測され、退院困難要因に該当するため、早期に退院支援に取り組みます。

第3章　3 多職種で取り組む効果的な対策　〈医療ソーシャルワーカーの役割〉

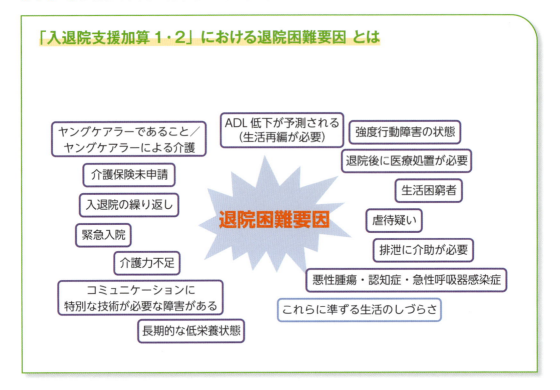

上記が退院困難要因です。下記の事例で、退院困難要因を考えてみましょう。

① 80歳代男性。高齢の妻と二人暮らし。心不全急性増悪で緊急入院。直近1年のうち2～3か月ごとに入院している。これまではADLは自立しており、介護保険未申請だった。せん妄が認められ、現在ベッド上で過ごしているため、今後は長期臥床によるADL低下が見込まれる。
⇒退院困難要因：緊急入院、入退院の繰り返し、介護保険未申請、ADL低下が予測される

② 50歳代女性。悪性リンパ腫に対する化学療法目的で入院した。中学1年生の娘との二人暮らしをしているが、娘は患者の世話をするため頻回に学校を休んでいる。また、患者さんは治療のために仕事を辞めており、治療費や生活費の支払いが滞っている。
⇒退院困難要因：悪性腫瘍、ヤングケアラーによる介護を受けている、生活困窮者

　入院時の病歴聴取にあわせて、事例のように入院前の生活状況、病名、家族構成、患者の就労状況を中心に確認してみてください。

第3章　3 多職種で取り組む効果的な対策　〈医療ソーシャルワーカーの役割〉

> **せん妄患者に対する退院支援の実際とポイント**
>
>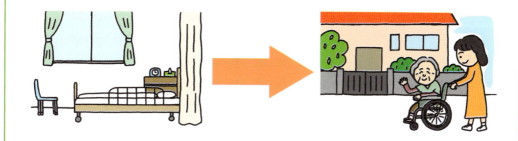
>
> ケアをくらしへつなぐ

　退院支援において、重要な視点は「ケアを暮らしへつなぐ」ことです。暮らしの全容を把握するにあたり、下記の項目を活用して情報収集を行ってみてください。

- 家族関係：家族関係はどのようなものか？／主介護者のサポーターはいるか？／家族間交流はどのくらいの頻度であるのか？
- 経済的基盤：収入基盤はなにか？／誰がどのようにやりくりしているか？／経済的余裕はあるのか？
- ライフスタイル：患者と家族それぞれの、ライフスタイルや家庭・地域社会での役割はどのようなものか？
- 住環境：自宅の環境はどうか？　改修や家具の位置など、どのような暮らしやすい工夫がなされているか？
- 価値観：患者さんと家族はそれぞれ、暮らしや人生のなかでなにを大切にしてきたか？　また、これから大切にしていきたいのか？

　病状やケアと、暮らしの全体像における相違点が、生活課題となります。これらを解決・達成するために、患者と家族、退院支援担当者、地域の支援者と連携し、社会資源活用を含めた対応策を練っていきましょう。

第4章

明日から使える
高齢者ケアの
ヒント

第4章　1 明日からできる高齢者ケア　〈認知症患者さんへのかかわり〉

認知症高齢者はせん妄になりやすい

せん妄 ≠ 認知症
ですが
認知症はせん妄の
準備因子

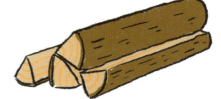

　せん妄と認知症は異なる状態ですが、前出のとおり、認知症はせん妄の準備因子のひとつです。したがって認知症ではない高齢者と比べて、認知症の高齢者では、高い割合でせん妄が出現します[1]。

　認知症の高齢者は、認知機能の低下や意欲低下のために心身の健康を損ないやすく、見当識障害や脳の器質的な変化のために睡眠・覚醒リズムが乱れやすいので、それだけせん妄を生じやすい素地が揃っているといえます。

　入院中の認知症患者さんで、せん妄を発症した群（発症群）と発症しなかった群（非発症群）を比較した研究[2]では、発症群の入院期間が非発症群に比べて有意に長く、退院1か月後の日常生活動作が低いことが示されています。

　せん妄を改善するには発症に関与する3つの因子の除去が必要ですが、認知症などの準備因子は除去することが困難です。そのため、認知症患者さんではとくにせん妄の予防的取り組みが重要であり、そのマネジメントも認知症の特性を念頭に置いた対応が必要となります[3]。

84

第4章　1 明日からできる高齢者ケア　〈認知症患者さんへのかかわり〉

> 認知症高齢者はせん妄になりやすい
>
> ## 認知症の人への対応の留意点
>
> # 感情・尊厳への配慮が いっそう大切
>
>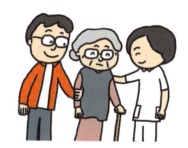

　せん妄の有無にかかわらず、認知症の人に対しては、その人の感情や尊厳への配慮がよりいっそう重要です。

　想像してみてください。自分自身が周囲の状況がわからない環境に身を置いた場合、もしくはその内容を理解できないような刺激（音、光、物体など）にさらされた場合、非常に不安になるのではないでしょうか。また他者から自分が傷つくような言葉や態度を受けた場合、非常につらい気持ちになると思います。認知症の人にとっては、そのような体験が日常的なものになっていることと考えられます。

　これらの体験は、認知症の人の精神状態をより不安定な方向に導きます。せん妄をともなっている場合はその傾向はさらに強くなりますし、認知症でない人でも、せん妄状態においては同様のことがいえます。

第4章　1 明日からできる高齢者ケア　〈認知症患者さんへのかかわり〉

認知症の人の気持ちに配慮する

認知症の人は……

「なにもわからない」「すべて忘れてしまう」
「心を失っている」わけではありません。

「豊かな感情」「矜持」「思いやり」「愛」
「人の役に立ちたいと思う気持ち」を
持ち続けています。

一方で、「診断を受けて絶望」し、
「自分が自分でなくなっていく不安」を抱え、
「この先の人生に悲観」することもあります。

上記は、永田久美子先生の言葉です。

　私たちは、認知症の人が置かれているこのような状況に配慮せず、認知症の人に接していないでしょうか [4]。

第4章　1 明日からできる高齢者ケア 〈認知症患者さんへのかかわり〉

> **認知症の人の気持ちに配慮する**
>
> ## 少しでも安心できる環境を
>
> 自分が
> 「**周囲の状況を理解できない状態**」に
> 陥ったと想像してみる
>
>
>
> ⬇
>
> 周囲の整理整頓やできるだけ静かな環境を
> 提供することで、不快な**感覚刺激**を**最小化**
> ＋
> **感情**と**尊厳**に配慮した対応

　認知症の人もせん妄の人も、混乱のなかで落ち着きを失っています。

　落ち着きを失った患者さんや興奮した患者さんを前にすると、私たちも落ち着いた気持ちを保つことがむずかしいものです。しかしそのような精神状態でせん妄の人に接した場合、せん妄の症状はさらに悪化することが危惧されます。

　ひと呼吸おいて、もし自分が周囲の状況を理解できない状態に陥った場合、どのような対応を受けたら安心できるか、ということを想像してみてはどうでしょうか。

第4章　1 明日からできる高齢者ケア　〈かかわるときにできる工夫〉

すぐに睡眠薬を出さないためにできること

明日からできる対応の工夫

見た目を意識する
聞き方を工夫する
優しく伝える

　これまでせん妄の予防、治療について述べてきました。それでは看護師であるあなたは実際どのように対応したらいいでしょうか。臨床現場で明日からでもできる対応は、上記のように大きく3つあります。

　次ページから具体的に説明していきます。

第4章　1 明日からできる高齢者ケア　〈かかわるときにできる工夫〉

見た目を意識する

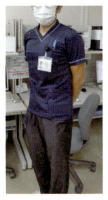 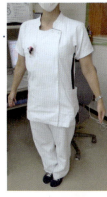 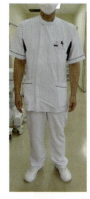 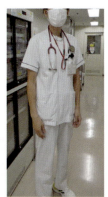
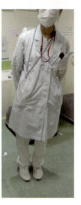 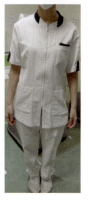 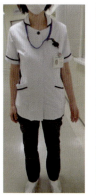 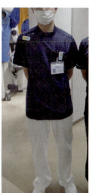

1つ目は「見た目を意識」して対応しようということです。

　スライドの写真を見てください。さて、医師である私の写真はどれでしょうか？　答えは次ページに記しましたが、認知症じゃなくても、正直なところ見分けがつきません。せん妄の人は、もっと見分けがつかないでしょう。

　高齢者が考える医師と看護師のイメージは、おそらく右図のようなものでしょう。

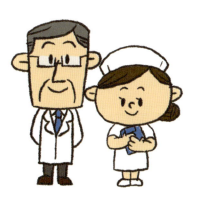

第4章　明日から使える高齢者ケアのヒント

89

第4章　1 明日からできる高齢者ケア 〈かかわるときにできる工夫〉

見た目を意識する

見た目を意識するヒント＝白衣を着る！

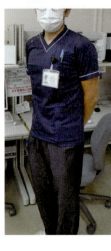
そのときの私

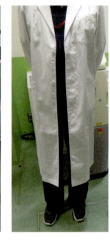
後から来た責任当直医

「見た目を意識する」のヒントです。ひとつ事例を紹介します。

　80歳代の女性です。せん妄状態で医療者の話にまったく聞く耳をもたず、夜間に点滴棒を振り回すといった暴力行為がひどくなり、精神科医にコールがありました。さっそく、私（精神科医）が駆け付けましたが、そのときの私の服装が上記の左側、あとから来た当直医の服装が上記の右側です。患者さんは、当直医の姿を見て「先生……」と点滴棒から手を放しました。そして当直医から薬を渡されて内服し、落ち着きました。

　この事例からわかる、「明日からできる対応」は、医師は**白衣を着る！**です（笑）

　認知症やせん妄の患者さんは、相手が医者だと認識すると意外と話を聞いてくれることがあります。

　当直医を呼ぶときは、白衣を着てきてもらいましょう。

第4章　1 明日からできる高齢者ケア 〈かかわるときにできる工夫〉

聞き方を工夫する

話を聞いて、気をそらす

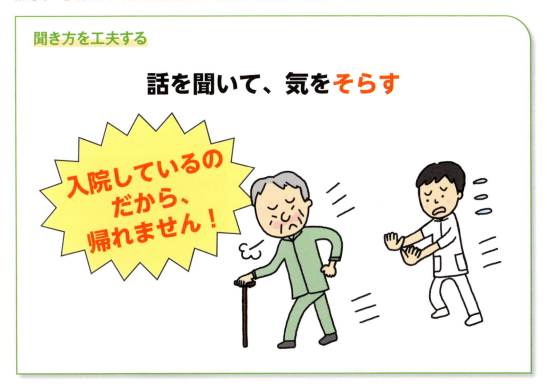

２つ目の対応としては「聞き方を工夫」しましょう。こちらもひとつ事例を紹介します。

70歳代、男性。肺炎治療のために入院となりました。昼間は穏やかに過ごしていましたが、夜になって急に「仕事があるから帰る」と荷物をまとめはじめました。夜勤の看護師と押し問答となり、事態の収拾がつかないため精神科当直医コールとなりました。

そのときの夜勤の看護師がしていた対応が、「入院しているから帰れません！」と両手を広げて患者さんの前に立ちはだかるいったものでした。これではなかなか言うことは聞いてもらえません。

聞き方の工夫として、話を聞いて気をそらすという対応があります。

第4章　1 明日からできる高齢者ケア　〈かかわるときにできる工夫〉

聞き方を工夫する

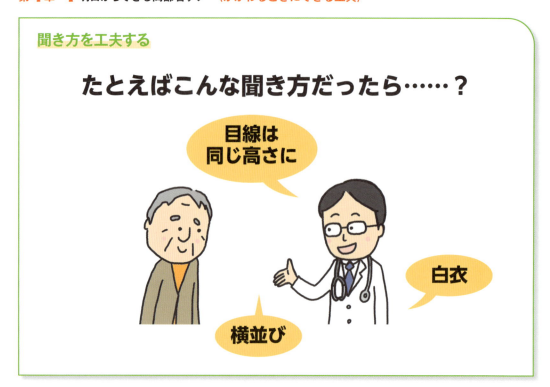

具体的には、たとえば次のようなやりとりになります。なにはともあれ白衣を着ていきます。正面には立たず横に並び、目線の高さを合わせます。

もちろん、うまくいかないこともありますが、「帰る」という訴えから仕事の話を聞くことで意識をそらしていきます。またじっくり話を聞いているうちに、患者さんにとって「自分の行く手を阻む敵」から「安心できる味方」に変わることが期待できます。この方法は、看護師であるあなたにもできます。夜勤時にはマンパワーも少なくたいへんだとは思いますが、一度試してみてください。

医「〇〇さん、医師の●●といいます」
患「なんですか！　家に帰るんです」
医「どうして家に帰りたいんですか」
患「工場の仕事があるんです」
医「へーそうなんですね。何を作っておられるんですか」
患「車の部品です」
医「すごいですね。ネジとかですか」
患「そうです」
医「車の部品以外も作っておられるんですか」
患「うん」
医「もう少しお話聞かせていただいていいですか？」

92

第4章　1 明日からできる高齢者ケア　〈かかわるときにできる工夫〉

聞き方を工夫する

たとえばこんな聞き方だったら……？

どちらが
いいですか？

また、不眠時や不穏時の頓用をすすめるときに、「お薬飲みましょうか？」と聞いて拒否されることはないでしょうか。そんなときも聞き方を工夫することで、投薬治療をできる可能性が高くなる方法があります。

それが、「〇〇さんのために内服のお薬と注射のお薬があるんですけど、どちらがいいですか？」

という聞き方です。この聞き方は、内服を「する」か「しないか」という選択には触れていないため、薬を使用できる可能性が高くなります。ほとんどの人は注射を嫌うので、内服薬を選んでもらえることが多いです。

あなたなりの聞き方を考えてみてください。

第4章

明日から使える高齢者ケアのヒント

93

第4章　1　明日からできる高齢者ケア　〈かかわるときにできる工夫〉

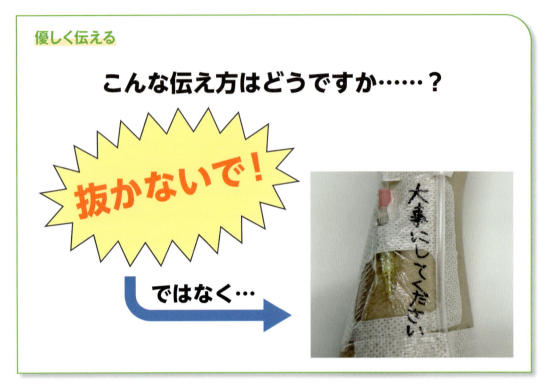

　3つ目は、「優しく伝える」というものです。当たり前といえば、当たり前ですが、意外とできていないものです。

　当院でしている工夫として、ルートの自己抜去予防に包帯やテガダームに「抜かないで」とは書かずに、「大切にしてね」と書くようにしています。人は「〜するな」と言われると反発したくなるものです。認知症やせん妄の患者さんはとくにこういった反発心が強くなりやすいです。

　そんなときに「大切にしてね」と書いてあると、「ああ、大事なものなのか」と思ってもらえ、自己抜去する可能性を減らすことができるかもしれません。

　あなたの優しい声かけや言葉を患者さんは待っています。ぜひ意識してみてください。

第4章 2 地域につなぐための高齢患者のケアの見直し　〈高齢者を地域につなぐ〉

地域につなぐ高齢者ケアの目指すところ

地域につなぐための
高齢患者ケアを見直す理由

せん妄予防は地域でも不変の目標
「地域に戻る」という
共通目標と希望をもってもらう

その人なりのセルフケアと
エンパワメント向上につなげるケア

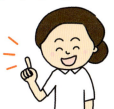

　せん妄の既往があるとせん妄を起こしやすく、また遷延しやすいといわれています。遷延すると予後が悪くなるため、せん妄を回避したいという目標は、退院後も変わりません。

　入院中にせん妄を起こした患者さんが、退院後にせん妄を起こすことがないよう、身体の健康増進や維持を目指したいところです。しかし高齢患者の場合、身体の個人差が大きく、回復意欲への援助に時間を要する場合も少なくありません。そのため、せん妄状態を脱した患者さんと「地域に戻る」という共通目標・希望をもち、その人なりのセルフケアやエンパワメントの向上に向けて協働していく必要があります。そのためにはまず、土台となる関係性をつくる必要があります。高齢者の特徴をいま一度おさらいし、せん妄ケアのブラッシュアップにつなげましょう。

第4章 2 地域につなぐための高齢患者のケアの見直し 〈フレイルの基礎知識〉

> **フレイルとは**
>
> ## フレイルとは、
> ## 「加齢によって心身が老い、おとろえた状態」
>
> - 高齢期の生理的予備能低下＋ストレスに対する脆弱性亢進＋生活機能障害＋要介護状態＋死亡など転帰に陥りやすい状態
> - 筋力の低下→動作の俊敏性低下→転倒
>
>   **身体的な問題**だけでなく、認知機能障害やうつなどの**精神・心理的問題**、独居や経済的困窮など**社会的問題**を含む概念

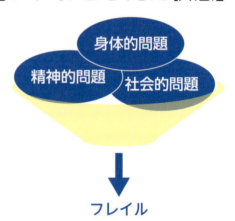

　高齢患者さんの特徴を押さえるにあたり、フレイルについておさらいします。
　簡単にいうと、フレイルとは「加齢によって心身が老い、おとろえた状態」のことです。

　筋力の低下などで起こる「身体的フレイル」だけでなく、認知機能の低下などで起こる「精神・心理的フレイル」、独居や経済的困窮などで生じる「社会的フレイル」といった要素が含まれており、高齢者が陥りやすい心身の虚弱を多面的に表した概念です[1]。超高齢社会が進む昨今、非常に重要な病態といえます。

第4章 2 地域につなぐための高齢患者のケアの見直し 〈フレイルの基礎知識〉

フレイルの発生サイクル[1]

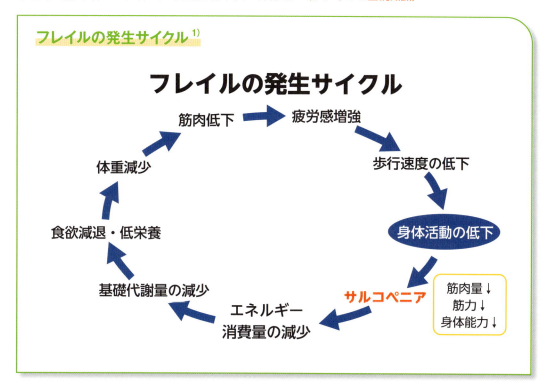

　フレイルは、①体重低下→②筋力低下→③疲労感増強→④歩行速度の低下→⑤活動の低下の5つの要素が負の循環をすることで生じます。それぞれが相互に関連しながらフレイルの進行を加速させます。この悪循環を断ち切ることが、フレイルの予防に重要です。

　フレイルの発生因子には生活習慣に関連する要因も含まれており、若いころからの健康習慣が大切です。

　フレイルのリスクを抑制する修正可能な「保護因子」としては、自立した一人暮らしや良好な主観的健康観、適度な飲酒などが指摘されています[1]。

第4章　2 地域につなぐための高齢患者のケアの見直し　〈フレイルを悪化させないためのケア〉

> **フレイルの負のサイクル**
>
>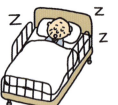
> 高齢者が1日間、安静にしたときの筋肉量の減少には、約2週間の運動が必要
>
> ## 高齢患者さんだからと安静にするのは間違い
>
> ### 入院中のADL低下をあきらめない！

　たとえば、高齢患者だからといって術後にいつまでも安静にするのは間違いです。高齢者が1日安静にして減少した筋肉量を取り戻すには、約2週間の運動が必要といわれています。プレフレイル（フレイルになる手前の軽い状態）の人はフレイルに、フレイルの人はより重度なフレイルに陥るでしょう。医師の許可が出れば、すぐに日中の活動量を上げていかなければなりません。

第4章　2 地域につなぐための高齢患者のケアの見直し 〈フレイルを悪化させないためのケア〉

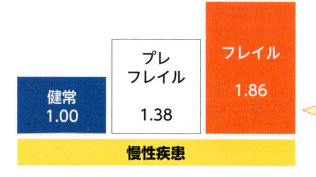

　慢性疾患の問題をもつ高齢者がうつになるリスクについて、プレフレイルの人は1.38倍、フレイルの人は1.86倍、なりやすいといわれています。うつ徴候がみられると精神的な問題だけでなく、心身機能の障害を含むさまざまな健康問題が引き起こされる危険が高くなることが、報告されています[1]。そこに入院による衰弱が加われば、急性・重症疾患、不活発な日常、過度の安静、治療による合併症、せん妄・転倒など、二次的な合併症につながりかねません。

　また入院中にせん妄を発症すると、死亡率は25～33%、機能低下、看護監視の必要性の増加、病院費用の増加、入院期間の延長、介護施設入所率の増加が生じます[2]。さらに治療の長期化によって治療費もかさみ、経済的な負担や介護負担が家族にのしかかります。さらに入院中にせん妄が遷延すれば、ADLは以前のレベルまで回復しないことが多く、元の生活に戻れなくなる可能性が高まります[1,2]。

第4章　2 地域につなぐための高齢患者のケアの見直し　〈①睡眠〉

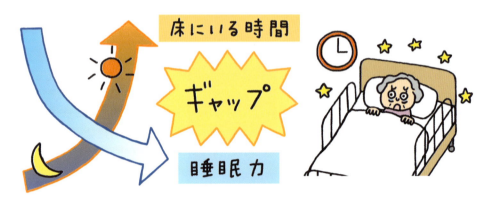

睡眠が心身の回復を促す

睡眠力の低下と布団のなかにいる時間の関係

8時間睡眠にこだわる必要はない！

　とはいえ、まずは入院の原因となった身体の状態を治すことが優先されます。身体面や精神面の回復を促進するには、せん妄でない状態での質のよい睡眠が必要です。

　睡眠には、筋肉が弛緩し、覚醒状態に近い「レム睡眠」と、脳もぐっすり眠っている「ノンレム睡眠」の2種類があります。子どもの成長や大人の老化予防に必要な成長ホルモンは、ノンレム睡眠のときに多く分泌されます。また免疫細胞の産生にも影響し、免疫力強化につながります。

　しかし高齢になるにしたがって睡眠力は低下していき、75歳を過ぎると眠れる時間は平均して6時間半以下になります。しかし実際に布団に入って横になっている時間は、平均8時間以上といわれています。この差の2時間、中高年は布団のなかで「眠れない」とイライラしており、睡眠の質が低下につながります。

　睡眠は「熟眠感」にこだわるのがよいようです[3]。たとえば「8時間睡眠」にこだわって、6時間しか寝ていないからと眠剤に頼って寝ようとするのは間違いです。

第4章　2 地域につなぐための高齢患者のケアの見直し　〈①睡眠〉

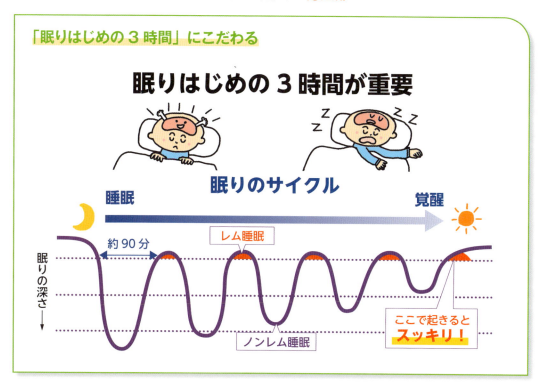

　レム睡眠とノンレム睡眠は90分サイクルで生じています。睡眠はノンレム睡眠からはじまるため、眠りはじめの3時間がとくに大切といわれています[3]。高齢者ではとくにノンレム睡眠が低下するといわれ、質のよい睡眠のためには、事前に「眠りはじめの3時間」を妨げる因子を除去しておくことが必要です。だからといって安易に眠剤に頼るのはよくありません。

　不眠は不穏につながります。小さくてもせん妄の「火」がついている状態で放置すれば、不穏という「大火事」につながります。だから高齢患者の睡眠では、睡眠時間の長さではなく、「眠りはじめの3時間」を妨げる因子を除去して質のよい睡眠にこだわるほうが、重要なナイトケアになります。どうすれば質のよい睡眠が得られるか、次のページで説明します。

第4章　2 地域につなぐための高齢患者のケアの見直し　〈②痛み〉

痛みや苦痛をコントロールする

痛みの定義

- 痛みは、「実際か、潜在的な組織損傷に関連する、または関連する、または不快な感覚的・感情的経験」
- 痛みはつねに個人的な経験であり、生物学的、心理学的、社会的要因の影響を受ける
- 痛みと痛覚は異なる。痛みは推測できない
- 人生経験のなかで痛みを学ぶ
- 痛みについての個人の報告は尊重されるべきである
- 痛みは機能や社会的・心理的な健康に悪影響になりえる
- 言語化できない痛みは、ないものとして否定されてはいけない

　睡眠を妨げる要因のひとつに「痛み」があります。ある調査では、痛みを示した認知症患者さん108人のうち、40%は鎮静薬を服用していませんでした。これはせん妄やBPSDの重症度と有意に関連しており、入院中の認知症患者さんの疼痛が十分に治療されていない可能性が示唆されています[4]。また別の研究では、認知症者の痛みの診断のむずかしさや、痛みの評価ツールの不備[5]、時間的制約と作業負荷のプレッシャー、チームワークとコミュニケーションの欠如といった課題や、トレーニングと教育の必要性などが報告されています[6]。

　痛みを言語的に訴えることがむずかしい認知症患者さんだけでなく、すべての患者さんで、痛みを見過ごしているかもしれないと思いながら、様子を観察してみてください。そしていま一度、痛みの定義[7]を振り返り、痛みが身体だけでなく精神的苦痛につながっていくことを思い出し、ケアを見直してみてください。

第4章 2 地域につなぐための高齢患者のケアの見直し 〈③BPSDとの鑑別〉

認知症患者さんのわかってもらえない不安やいらつき

BPSDを助長しないための関係性づくりへ

認知機能障害（中核症状）

記憶障害に関連する症状
- 記憶障害（物忘れ）
- 失見当識
  （時間→場所→人）

身の回りのことが
できなくなる症状
- 遂行機能障害
- 理解力／判断力の低下
- 失語／失認／失行

心理状態
不安／いらいら／
わかってもらえない／
自信喪失

↕

周囲からの介入／環境
不適切なケア／不和や
批判がある人間関係
なれない物理的環境／
会わないスケジュール
　　　　　　　　　など

行動／心理症状（BPSD）

本人の興奮する症状
- 易怒性・暴言／暴力／
  介護への抵抗
- 不眠／昼夜逆転
- 幻覚・妄想・徘徊
- せん妄
- 不潔行為・異食

本人の元気がなくなる症状
- 抑うつ
- 意欲低下
- アパシー心理状態

　認知症の中核となる症状は「認知機能の障害」です。「認知機能の障害」に、身体的要因や心理的要因、環境要因、社会的要因などが加わって、BPSD（behavioral and psychological symptoms of dementia）が出現するといわれています。BPSDは、認知症患者さんの苦痛を表すメッセージともいわれています[8]。

　BPSDには「NPI」（Neuropsychiatric Iventory）という評価ツールがあり、12項目（①妄想、②幻覚、③興奮／攻撃性、④うつ／不快、⑤不安、⑥多幸、⑦無気力／無関心、⑧脱抑制、⑨易刺激性、⑩異常行動、⑪睡眠障害、⑫食行動異常）で構成されています[9]。NPIの評価項目を見ても、BPSD症状の根底にある心理状態が、患者さん本人が具体的に訴えることができない痛みである可能性があります。援助する側がBPSDの症状を問題行動ととらえて鎮静をかけるだけでは、根本的解決になりません。

　まずは、患者さんの困りごとはなにかを検討すること、非薬物療法が優先されます。しかし、変動性（→p.63）があれば、せん妄のアセスメントのうえで薬物療法を検討し、心の安寧と睡眠の確保します。こうしたかかわりによって、せん妄の悪化を防ぐことが可能です[10]。

第4章　2 地域につなぐための高齢患者のケアの見直し　〈③ BPSD との鑑別〉

せん妄とBPSDを鑑別するには

急激な変動があるか

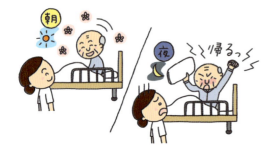

興奮状態が持続しているときは、タイミングを変える

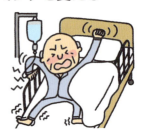

薬物療法の必要性を説明する

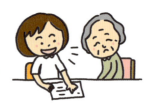

　せん妄と BPSD の鑑別ができなくても、目指すべきケアは、==睡眠と覚醒リズムを整え心身の改善を図る==ことです。興奮が治まらず入眠できていない状態を放置してはいけません。不眠は不穏の原因になるからです。睡眠の質と日中の覚醒や活動時間を整えていくケアが重要です。

①まず急激的な不安や不穏症状の変動がみられるかを観察します。

②鑑別が困難な場合や興奮状態が持続している患者さんには、対応のタイミングや対応するスタッフを変えるなどの非薬物療法を十分に実施します。

③それでも対応困難な場合は、薬物療法および身体的拘束に関するチーム検討が必要になることもあります。精神的安寧を図るための薬物療法の必要性についての患者さんに説明し、疎通性や治療への協力の有無、反応性などを観察したうえで、さらに検討をすすめます[11]（薬効によって興奮状態の軽減を図り、せん妄の火種をなくすためです）。また看護対応が興奮状態の火種にならないために、非薬物療法のひとつとして、ディスエスカレーションを用いることもおすすめします。

> **ディエスカレーション**
> 　言語的・非言語的コミュニケーションスキルを駆使して患者さんの興奮を穏やかな状態に戻すための手法[12]。

第4章 2 地域につなぐための高齢患者のケアの見直し 〈③BPSDとの鑑別〉

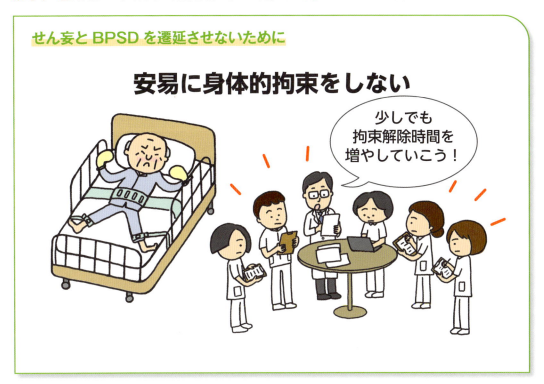

　せん妄とBPSDの鑑別がつかない場合に避けなければならないのは、患者さんが興奮しているからと身体的拘束を行い、その後、薬物療法を検討せずに様子を見ることです。身体的拘束に興奮の軽減や精神的安寧、良眠をもたらす効果はありません。むしろ、すでに興奮状態の患者さんに新たな精神的・身体的苦痛を与えかねません。

　精神的安寧と良眠は不穏の抑制になります。不眠のまま経過すると、より不穏の悪化を招くために、薬物療法と並行する必要があります。また、やむをえず詰所近くの処置室に一時的にベッドを移動する場合、せん妄により場所や状況が理解できない患者さんの心理をふまえ、日勤帯にはもとの環境に戻しましょう。

　スタッフは可能な限り平静を保ち、患者さんになぜ拘束が必要かを考え、状況に適した最も干渉の程度が少ない拘束具を使用し、拘束中は、患者さんが援助を求められるように、尊厳を守る必要があります[1]。

第4章　2 地域につなぐための高齢患者のケアの見直し　〈④社会機能のリカバリー〉

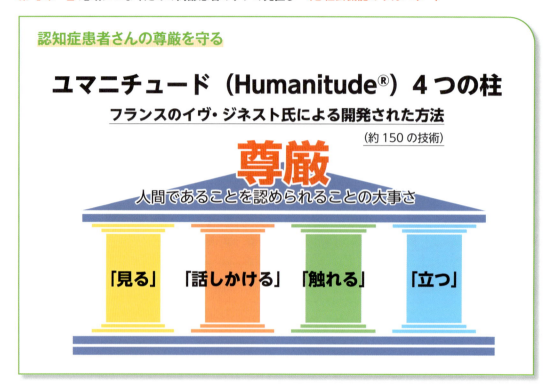

　いうまでもなく、高齢患者さんへのケアの基本は「関係性づくり」です。認知症ケアに活用されているユマニチュード®は患者さんへの対応について、「人間らしくあること」すなわち「人間の尊厳」を重視した哲学をベースにしています。約150ある技術のなかでも、「見る」「話しかける」「触れる」「立つ」の4つの技法がよく知られています[14]。

　身体的／精神的苦痛を除去した環境整備のために、ケアにユマニチュード®の考え方を取り入れたことで質が向上したことが報告されています[15]。ただ興奮が著しい場合などは、ユマニチュード®でも対応に限界があります[16]。

　なにもできないように見える状態の患者さんでも、その人なりにできているところを認め、気づかせるために、医療者が言語化して声をかけるとよいでしょう。できないというならば、その理由に痛みがないかと気にかけ声をかけ、おそらく痛いであろうところをさするなど、五感に実感できるような働きかけをすることで、高齢患者さんの困りごとを「わかろうとする」関係性づくりにつなげていきます。

第4章 2 地域につなぐための高齢患者のケアの見直し 〈④社会機能のリカバリー〉

社会機能のリカバリー

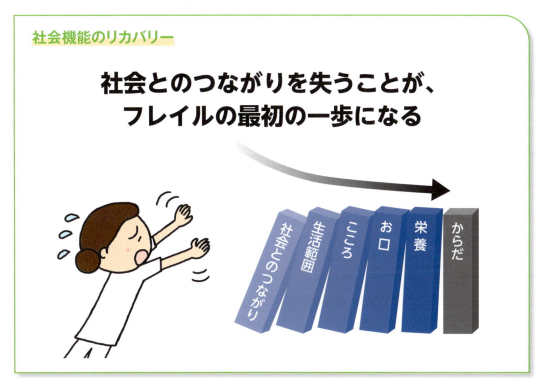

フレイルへの対応では、社会機能のリカバリーの視点が大切です。

入院生活は「非日常」であり、そこから退院して「日常」に戻るのですが、高齢患者さんではそれが叶わないことがあります。とくに入院中にせん妄を起こすと、入院の原因となった原疾患の回復に時間がかかります。入院が長期になればなるほど、社会とのつながりが希薄になります。これに対し、自己肯定感が高まる介護者との関係性を土台に、運動を取り入れた身体的回復や、情緒的・精神的回復への介入がせん妄後の回復に効果的だという報告があります[17]。

一度せん妄を起こした患者さんは、その後もせん妄を起こす可能性が高く遷延しやすいことから、せん妄予防は地域でも不変の目標です。できるだけ早期から、そのための関係づくりに多職種で取り組んでいきましょう。

第4章 3「病棟別・疾患別」の家族も含めたせん妄ケア 〈ICUせん妄編〉

ICUせん妄の決定因子

患者さん・家族から見たICU環境

- ICU環境に対する恐怖がICUせん妄の決定因子
- 騒々しい機器や器具、病気に対する疑念は、患者さんに恐怖や緊張といった心理的ストレスを与えやすい
- ICUの環境は、情報不足、不確実性、共同意思決定への支援不足があると、家族にネガティブな感情的苦痛をもたらす
- 家族の面会がないICU患者さんはせん妄のリスクが3倍以上増加する

　集中治療室（Intensive Care Unit：ICU）の環境には、情報不足、不確実性、共同意思決定への支援不足があると、家族にネガティブな感情的苦痛などを与えやすくなります[1]。とくにICUの環境に対する恐怖が、ICUせん妄のおもな決定因子[2] だといわれています。家族の面会がないICU患者さんはせん妄のリスクが3倍以上増加する[3] という報告もあります。

第4章 3「病棟別・疾患別」の家族も含めたせん妄ケア〈ICUせん妄編〉

集中治療後症候群（PICS）とは

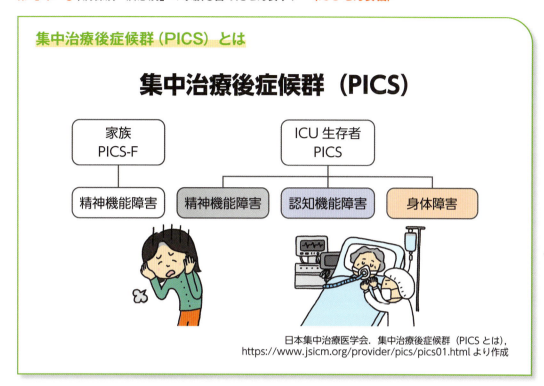

日本集中治療医学会．集中治療後症候群（PICSとは），
https://www.jsicm.org/provider/pics/pics01.html より作成

　集中治療後症候群（PICS）は、ICU在室中やICU退室後、退院後に生じる身体障害・認知機能・精神の障害を指し、患者さんの長期予後のみならず患者家族の精神にも影響を及ぼします[4]。ICUで人工呼吸器を4日以上装着した患者さんの25〜80%、敗血症患者さんの50〜75%に衰弱が起こります。ICUで衰弱を生じた患者さんはほぼ全員が、何年も症状が残ると報告されています[5,6]。とくにICU-acquired weakness（ICU-AW）という重症疾患罹患後に左右対称性の四肢の筋力低下を生じる症候群をはじめとした、長期的な運動機能障害や認知機能の問題があります。

　認知機能障害の多くはせん妄ですが、ICU生存者の30〜80%で記憶力の低下、失行、視空間認知障害などの問題が生じます[5,7]。成人呼吸窮迫症候群の（ARDS）患者さんの25%は、退院後6年経っても認知障害が残っていたという報告もあります[8]。また重症疾患の生存者のうち30%はうつ状態に、70%は不安、10〜50%は心的外傷後ストレス障害（PTSD）を発症し[4,8]、最大8年間持続していたという報告もあります[6,9,10]。こうした変化は、社会経済的地位や生活の質に影響を及ぼすでしょう[11]。

第4章　3「病棟別・疾患別」の家族も含めたせん妄ケア　〈ICUせん妄編〉

PICS-Fとは

PICS-F（家族に生じるPICS）

- 「F」はfamily
- 不安や抑うつ状態、PTSDなどの精神障害が高頻度に発生し、患者さんがICUを退室した後も続く状態のこと

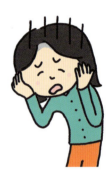

　PICSは家族にも生じます。PICS-Fといわれ、「F」はfamily（家族）です。家族の10〜75％に不安、抑うつ状態、PTSDなどの精神症状が高頻度に発生し、患者さんがICUを退室した後もこれらの症状が続くといわれています。たとえば、家族がせん妄を起こした患者の様子に動揺し、不安をつのらせることや、身体的な急変に伴い家族が生死にかかわる重大な決断を迫られるなど家族の不安は多岐にわたります。重篤な病気で親を亡くした場合は最大50％の家族にPTSDが生じていると報告されています[12, 13]。

第4章 3「病棟別・疾患別」の家族も含めたせん妄ケア 〈ICUせん妄編〉

ABCDEFGH バンドルの A～E

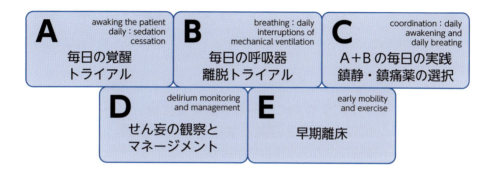

日本集中治療医学会 HP より作成

　ABCDE バンドルは人工呼吸管理の患者さんを包括的に改善する目的で使用されています。

　A は「毎日の覚醒トライアル」(Awaken the patient daily: sedation cessation)、B は「毎日の呼吸器離脱トライアル」(Breathing: daily interruptions of mechanical ventilation)です。C は「A+B の毎日の実践」(Coordination: daily awakening and daily breathing)および「鎮静・鎮痛薬の選択」(Choice of sedation or analgesic exposure)です。

　D は「せん妄のモニタリングとマネジメント」(Delirium monitoring and management)、E は「早期離床」(Early mobility and exercise)を表しています[14, 15]。

第4章　3「病棟別・疾患別」の家族も含めたせん妄ケア　〈ICUせん妄編〉

ABCDEFGH バンドルの F ～ H

ABCDEFGH バンドル

PICS や PICS-F を予防するために、ABCDE バンドルに「FGH」を追加したもの

| **F** family involvement, follow-up referrals, functional reconciliatio 家族を含めた対応 転院先への紹介状 機能的回復 | **G** good handoff communication 良好な 申し送り伝達 | **H** Handout materials on PICS and PICS-F PICS や PICS-F についての 書面での情報提供 |

PICS や PICS-F を予防するには、ICU せん妄を遷延させないことが重要
- 術後のカテーテル早期抜去
- 家族ケアを通した患者さんのケアへの関与の拡大

日本集中治療医学会 HP より作成

PICS や PICS-F 予防のために「FGH」が追加されました。

F は「家族を含めた対応」（family involvement）、「転院先への紹介状」（follow-up referrals）、「機能的回復」（functional reconciliation）を示しています。家族が積極的にICU での治療に参加することで、不安の軽減に努めます。紹介状に PICS や PICS-F についての情報を記載し、転院先に申し送ります。また患者さんの機能的回復には職種間の連携が重要です。

G は「良好な申し送り伝達」（Good handoff communication）で、申し送り事項に PICSや PICS-F の情報を盛り込むことで、退院後にもスムーズな治療の継続性を担保し、PICS予防につなげます。

H は「PICS や PICS-F についての書面での情報提供」（Handout materials on PICS andPICS-F）です。PICS や PICS-F に関するパンフレットを渡したり、ICU 日記を活用します。ICU 日記とは患者さんの ICU での様子を記録する日記のことで、集中治療中の記憶を正したり、心理的回復を促すツールになるといわれています[14, 15]。

第4章　3「病棟別・疾患別」の家族も含めたせん妄ケア　〈ICUせん妄編〉

ICUせん妄を遷延させないために①

直接因子が増えていないか評価する

ICU治療上、さらに加わる直接因子への早期対応！

（例）フェンタニル／ミタゾラム使用時
　　　イレウス患者には抗コリン薬使用時のせん妄評価に注意

低活動型せん妄の可能性を多職種で把握

● 非薬理学的睡眠介入は、ICUせん妄の予防には効果なし
● 薬理学的睡眠介入は、おもにデクスメデトミジンで効果あり

　ICUせん妄を遷延させないために、新たな直接因子が加わっていないかをアセスメントしましょう。直接因子としては、フェンタニルやミタゾラムの使用、イレウス患者への抗コリン薬使用などが挙げられます。これらの薬剤によってせん妄リスクが高まることを予測します。ICUでは、低活動型せん妄が見逃されることが多いといわれています。これは、挿管や鎮静下におかれることが多いため、鑑別が困難だからです。新たに直接因子が増えていないか多職種で評価して、情報を共有しましょう。環境要因に直接因子や促進因子が増えていないか、身体データなどからせん妄リスクが高まっていないかを総合的に判断します。

　おもにデクスメデトミジンは、せん妄の予防に効果的という報告があります[16]。非薬物療法的介入（例：光療法、耳栓、メラトニンなど）は、ICUせん妄の予防には必要ですが、身体治療が最優先されるICUでは、個人差も大きいことから調整が困難なことも多いです。大事なことは、不眠が不穏の原因になることを念頭に置いて、睡眠覚醒リズムの確保のために、必要時は薬物療法をためらわず、心身を休めることが身体のリカバリーにつながると考えます。

第4章　明日から使える高齢者ケアのヒント

113

第4章　3「病棟別・疾患別」の家族も含めたせん妄ケア　〈ICUせん妄編〉

ICUせん妄を遷延させないために②

促進因子が増えていないか評価する

ICU治療上、さらに加わる促進因子を予測する！

例）尿道カテーテル・胃管などのカテーテル類の挿入
　　人工呼吸器の挿管・透析・ドレーン類や高カロリー輸液の留置
　　身体的拘束（介護衣・体幹拘束・ミトン装着）など…

CAUTIケアバンドル

尿道カテーテル　使用基準
1. 重症患者　尿量測定が必要な重症患者
2. 排尿障害
3. 周術期
4. 治療目的の長期臥床
5. 失禁患者の仙骨部などの開放創の保護
6. 終末期ケア
7. 周術期の使用

不適切な使用理由
1. 非重症者の水分出納管理
2. 過度な検査安静目的
3. 過度な安静による排泄目的
4. 過度な検体採取目的の使用
5. 患者さんの希望
6. 明確な使用理由なし
7. 不明

　ICUせん妄を遷延させないために、促進因子を軽減させましょう。促進因子となりうるICUでの治療を上記に挙げました。栄養や運動などについて、多職種で早期リハビリテーションに取り組むことや、不要なカテーテル類の早期抜去、身体的拘束の解除なども多職種で検討します。

　CAUTIとは、カテーテル関連尿路感染症（Catheter Associated Urinary Tract Infections）のことです[17]。CAUTIケアバンドルは、尿道カテーテルの使用基準と不適切な使用理由を分類したもので、それぞれ7つあります。

　尿道カテーテルの留置についてはさまざまな報告があり[18]、CAUTI低減に向けた使用基準の遵守、タイムリーな抜去、閉鎖性の維持、携帯型超音波膀胱容量測定器の導入、専門チームによる抜去後排尿自立支援などケアバンドルの実施向上が望まれています。

　患者さんや家族は、利便性を理由に尿道カテーテルの使用を希望することがあります。しかし尿道カテーテルを長期留置すると尿路感染のリスクがあることを、患者さんや家族にわかりやすく説明することも重要です[19]。米国感染予防・制御学会（Association for Professionals in Infection Control　and Epidemiology：APIC）は、CAUTI予防における患者さんと家族の役割に関する啓発資料を作成しています[20]。

第4章 3「病棟別・疾患別」の家族も含めたせん妄ケア 〈ICUせん妄編〉

ICUせん妄を遷延させないために③

家族の積極的なかかわりを促す

患者が家族からのサポートが少ない患者さんは分離不安に陥りやすい

家族のリソースを活用した生活ケアへの関与
家族面会時間の拡大検討…

ICU日記や教育、リハビリテーション、
退院後のフォローアップ介入、ABCDEFGHバンドル
などの活用

　ICUせん妄を遷延させないために、最後は家族の積極的なかかわりを促しましょう。たとえば、ICU日記は医療者・患者さん・家族間のコミュニケーションツールのひとつです。海外文献では、家族がケアに関与したり、ICU日記に記入して患者さんへの思いや家族自身のつらさ、苦しみを表出することで、PICS-F予防につながることが示唆されています[21, 22]。国内では、ICU日記や教育、リハビリテーション、退院後のフォローアップ介入、ABCDEFGHバンドルなどが実施されていますが、十分な予防効果を示唆するものはまだありません[23]。

　しかし、こうした家族のリソースを活用して患者さんを取り巻く促進因子の軽減につなげることが、ICUにおけるPICS対策として、せん妄の遷延させないために重要な視点だと考えます。

第4章　3「病棟別・疾患別」の家族も含めたせん妄ケア　〈ICUせん妄編〉

ICUせん妄を遷延させないために③

PICS-Fにはどう対応するか？

- ICUでの家族の立ち会い
- 家族のサポート
- 家族とのコミュニケーション
- 倫理相談・緩和ケア相談へのICUチームメンバーの活用
- 運用と環境の問題

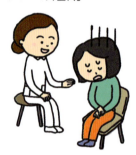

　ICUの患者さんは家族からのサポートが少なく分離不安に陥りやすいことも、ICUせん妄の一因といわれています[24]。そのためには、まずは患者さんに対する家族の積極的なかかわりを促すことが必要です。しかしICUでは、身体状況や個人の家族背景によって、それができない場合があります。また、家族がむずかしい決定を下さなければならない場合もあります。そのとき、ICUスタッフは家族とコミュニケーションをとり、調整・支援することが重要です。できる範囲での家族の積極的なかかわりによって、家族のPTSD関連症状や不安およびうつ病の症状が軽減された[24]という報告があります。

　ICUに入院した患者さんの家族のためのサポートグループの活用を考慮したり、ICU日記を導入したり、患者さんの代理意思決定者の健康状態を含めた意思決定支援や、面会時間の制限を緩和することも検討します。また、ICU内の騒音を低減したり環境衛生を改善したりするための介入や、家族の睡眠や昼寝などのスペースを確保するといった配慮についても検討することが推奨されます。

第4章 3「病棟別・疾患別」の家族も含めたせん妄ケア 〈ICUせん妄編〉

ICUせん妄を遷延させないために③

ICUナースがPICS・PICS-Fに取り組む

- ICU患者さんに関する情報について、医療者側が家族に良好なコミュニケーションをもつ
- 生活ケアへの家族参加を促す

- 家族の情報ニーズを満たし、意思決定に効果的に参加できる
- 患者さんの生活ケアへの家族参加は患者さんのリハビリテーションへの貢献、有用感や自己価値を感じることができる

- **医療スタッフは患者さんのリハビリテーションプロセスにおける家族の重要な役割について認識を高める**

　家族参加はさまざまなせん妄管理バンドルで推奨されています[24]。医療者が意識して家族と良好なコミュニケーションをとることで、家族はタイムリーで正確な情報を受け取ることができ、情報ニーズを満たしたり、意思決定に効果的に参加したりできるようになります[25]。

　ICUで行われる患者さんの生活ケアに家族の参加を促進することで、家族や親族は患者さんのリハビリテーションのプロセスに貢献することができ、自己有用感や自己価値観を感じることができるようになります[26]。

　こうしたことから医療スタッフは、患者さんのリハビリテーションプロセスに着目することを提案します。患者さんのリハビリ意欲を認め、励まし、ほめる。その情報を家族につなげ、ともに認め、励まし、ほめるという看護実践につなげましょう。せん妄を起こした情報だけでなく、せん妄を遷延させないための患者さんの強みを多職種や地域につなげることが大切です。

第4章　3「病棟別・疾患別」の家族も含めたせん妄ケア 〈一般病棟編〉

せん妄予防対策における地域連携の重要性

家族や地域の医療者とせん妄の情報を共有する

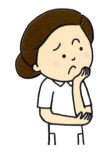

家族は理解できているか？
地域に引き継いでもらう
せん妄対策はなにか？

家族や地域の支援者が、せん妄について正しく理解していれば、より正確な情報を共有できる

　看護師は、入院中の患者さんがせん妄を生じた際、患者さんの家族や介護者に、最近の介護の様子を尋ねる必要があります。せん妄ケアにおける自分たちの役割を、家族が十分に理解していない可能性があります[1]。看護師は、家族から協力を得られる状態かどうかを観察し、個別性にあわせてせん妄について説明します。多くの場合、家族や介護者はせん妄について知りません[2]。大規模な多施設介入研究では、入院中の認知症患者さんのせん妄の予防と早期発見に役立つよう、家族向けのせん妄入院パンフレットを作成することも実施されています。せん妄についての情報は、訪問看護師や後見人にも伝えることが重要です[3]。

第4章　3「病棟別・疾患別」の家族も含めたせん妄ケア　〈一般病棟編〉

整形外科疾患患者のせん妄リスク

整形外科のせん妄リスク要因

- 70歳以上
- 男性
- 合併症の発症
- 栄養失調
- 術前および術後のヘモグロビン
- 術後ナトリウム
- 術後の入院期間の延長

- 聴覚障害
- 多剤服用
- 精神病薬の服用
- モルヒネの服用
- 認知機能障害
- 入院期間
- 股関節手術の経験がある

　整形外科の高齢患者さんのせん妄リスクには、70歳以上、男性、合併症、栄養失調、術前および術後のヘモグロビン、術後ナトリウム、術後の入院期間の延長、聴覚障害、多剤服用、精神病薬やモルヒネの服用、認知機能障害、入院期間、股関節手術が挙げられます[4]。しかし、地域の介護者と共有すべき情報は、せん妄のリスクや、実際にせん妄を起こしたかどうかといったものだけでよいのでしょうか。

第4章　明日から使える高齢者ケアのヒント

第4章　3「病棟別・疾患別」の家族も含めたせん妄ケア　〈一般病棟編〉

適切な健康指導が退院後の生活を支える

せん妄リスクを防御するための
エンパワメントが大事

褥瘡、転倒、不動状態はせん妄を引き起こすリスク要因

身体活動プログラムによって予防可能

高齢・痛み・転倒がこわいから、
安静にするのは間違い
（安静から生じる痛みや自信喪失につながる）

転倒しない心とからだづくりをサポート

　地域に住む高齢者の約50％が転倒することに恐れがあり、約40％がその恐れのために活動を避けるといわれています[5]。高齢者が活動を避けると、身体機能の低下や社会参加が制限され、自信を失うことにもつながりかねません[6]。せん妄を引き起こすリスク要因に関する別の調査では、褥瘡リスク、転倒リスク、不動状態が挙げられていますが、これらは身体活動プログラムによって予防できることが知られています[7]。入院中の健康指導として、せん妄をはじめとした高齢者の身体の特徴や睡眠について、患者さんとその家族に伝えてください。たとえば痛みに対して過度に安静にしてしまえば、新たな痛みを生みかねません。そうならないための患者・家族への教育が必要です。

　せん妄を引き起こすリスク要因については、地域に戻っても引き続き患者さんや家族にもできることを多職種で共有する必要があります。たとえば、入院中にせん妄を起こした患者さんは、地域では両股関節の痛みから寝たきりになる時間が多く、褥瘡を悪化させ入院を繰り返している状況があるとします。痛みから過度な安静時間から褥瘡リスクが高まり、それらがせん妄リスクにもなることから、退院後も引き続きせん妄対策を、患者さんや家族を中心に多職種で共有する必要があります。高齢者なりにせん妄予防のためにできるほんの小さなセルフケアになります。やってみようとする気持ちを支える支援者との関係づくりが大切です[6]。

第4章　3「病棟別・疾患別」の家族も含めたせん妄ケア 〈一般病棟編〉

> **健康指導で伝えたいこと①**
>
> ## 肺炎の予防
>
> 医療・介護関連肺炎（NHCAP）は
> 予防がもっとも重要
>
>
>
> ICUで生まれたABCDEバンドルが
> 有効である可能性
>
> NHCAPの予防、死亡率の低下、認識能力の改善、
> ADL能力の改善、医療費の抑制の可能性

　慢性期や在宅医療における呼吸器疾患や障害の多くは、誤嚥性肺炎がほとんどです。医療・介護関連肺炎（NHCAP）は予防がもっとも重要です。人工呼吸患者さんの管理を包括的に改善するために提唱された「ABCDEバンドル」は、急性期から慢性期、集中治療から在宅医療まで使用可能です。ABCDEバンドルを積極的に導入することで、NHCAPの予防、死亡率の低下、認識能力の改善、ADL能力の改善、医療費の抑制の可能性があると考えます。

第4章　3「病棟別・疾患別」の家族も含めたせん妄ケア　〈一般病棟編〉

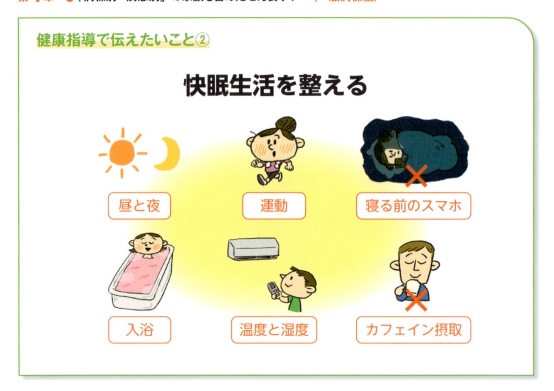

　世界的に5人に1人は不眠症だといわれています[8]。若い人の場合はストレスなどがおもな要因ですが、高齢者ではもともとの慢性疾患も多く、睡眠を妨げる要素が少なくありません。認知症になるとセロトニン・アセチルコリンのバランスが崩れやすく、昼夜逆転現象が起こりやすくなります。さらに入院環境では日光が当たりにくく昼夜の区別がなくなり、治療のための絶飲絶食の長期化も、体内時計となるメラトニンの分泌を下げてしまいます[9]。

　夜の睡眠は昼につくられます。上図のような睡眠指導を行い患者さんのセルフケア能力を向上させることで、日中の活動量を増やしたり、夜間の良質な睡眠につなげましょう。セルフケア能力を向上させる介入は、患者さんの日常生活動作（activity of daily life：ADL）や手段的日常生活動作（Instrumental ADL：IADL）能力を向上させることにつながります。QOLを高めるためにも、せん妄を遷延させないためにも、日中の活動能力を維持できるよう、精神面のサポートも大切です。

第4章 3「病棟別・疾患別」の家族も含めたせん妄ケア〈一般病棟編〉

健康指導で伝えたいこと③

多剤併用にならない

多剤併用とは……
- 使用薬剤数が多いこと
- 潜在的に不適切な処方（PIMs）が含まれていることがある
  - □同効薬が重複している
  - □疾患に対して、本来使用されるべき薬剤が処方されていない

高齢者総合的機能評価（CGA）を実施
ポリファーマシーの問題点を多職種で検討

　最近、「ポリファーマシー」という言葉がよく聞かれるようになってきました。日本語では「多剤併用」と訳されます。ポリファーマシーは使用薬剤数が多いことに加えて、潜在的に不適切な処方（potentially inappropriate medications：PIMs）が含まれています。同じ効果の薬剤が重複していたり（Therapeutic duplication）、疾患に対して本来使用されるべき薬剤が処方されていないこと（medication underuse）などがあります[10]。

　認知機能やADL、栄養状態、生活環境など、機能障害や日常生活に関連した要素を評価する高齢者総合的機能評価（comprehensive geriatric assessment：CGA）を行ったうえで、医師や歯科医師、薬剤師などの多職種と協働して、薬の減量や中止が可能かどうか検討することが推奨されています[11]。

第4章　3「病棟別・疾患別」の家族も含めたせん妄ケア　〈アルコール離脱せん妄編〉

「依存症」の患者さんで終わらせない

アルコール使用障害は一生涯かかるが回復可能な疾患

- 依存症は「否認の病」「孤独の病」
- 嗜癖（アディクション）は、社会とつながることが治療につながる

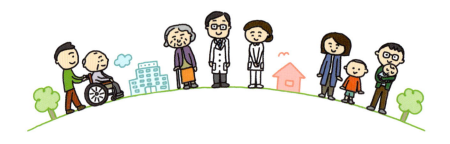

　アルコール依存症（アルコール使用障害）について、「何度も入退院を繰り返すアルコール依存症の患者さん」というイメージがあるとします。入院中は、断酒や節酒の意思をもっていても、地域に戻ると飲酒を繰り返す日常に戻ります。そして、体調を崩し入院となる。

　このように、頭でわかっていてもやめられないのが依存症です。よく聞かれる言葉が「ちゃんと、わかっているから……」です。支援につなげようとしても「自助グループとか、精神科に行くほどまで、そんなにひどくないから……」と、治療や支援にみずからつながろうとせず、アルコール問題は「否認の病」や「孤独症」といわれています。

　アルコールから抜けられない背景に、生きづらさに伴う不安の強さやいらつきの感情を飲酒で対処させている場合も少なくありません。看護では、アルコール離脱せん妄の有無を観察しますが、依存症が時間はかかるが回復可能な疾患である[1]こと理解し、できる範囲で治療につなげようとする関係づくりをすることで、間接的に再発防止につながればと考えます。

第 4 章　3 「病棟別・疾患別」の家族も含めたせん妄ケア　〈アルコール離脱せん妄編〉

アルコール離脱せん妄

アルコール離脱せん妄の出現リスクの情報を 多職種で共有

アルコール離脱せん妄

早期離脱症状……アルコール離脱後、数時間で出現
- 手や全身の震え、発汗（とくに寝汗）、不眠、悪心・嘔吐、血圧の上昇、不整脈、イライラ感、集中力の低下、幻覚（虫の幻視、幻聴など）

後期離脱症状……アルコール離脱後、2 〜 3 日で出現
- 幻視（見えるはずのないものが見える）、見当識障害（自分のいる場所や時間がわからなくなる）、興奮や発熱、発汗、震えがみられることもある

食事抜き・アルコール多飲者の
「ナトリウム、アルブミン、ビタミン B6」をチェック！
まれに脳の脱髄性疾患の可能性もあり。
医師へビタミン点滴・脳画像確認の検討を相談

アルコール離脱せん妄とよばれる振戦せん妄は、身体の震えや幻覚妄想、過剰興奮、意識障害などが生じ、結果として重度の病状や、死に至る可能性がある緊急事態です。アルコール依存患者さんが必ず離脱せん妄を起こすわけではありませんが、リスクが高いことは間違いありません。入院前もしくは当日にアルコール歴について、最終飲酒日と何をどれくらい飲んだか、転倒や受傷歴があるか（2 章 1 → p.18）、過去のアルコール離脱せん妄歴を尋ねてください。最終飲酒日から 3 日〜 1 週間前後までの観察に注意しましょう[2-4]。

第 4 章

明日から使える高齢者ケアのヒント

第4章　3「病棟別・疾患別」の家族も含めたせん妄ケア　〈アルコール離脱せん妄編〉

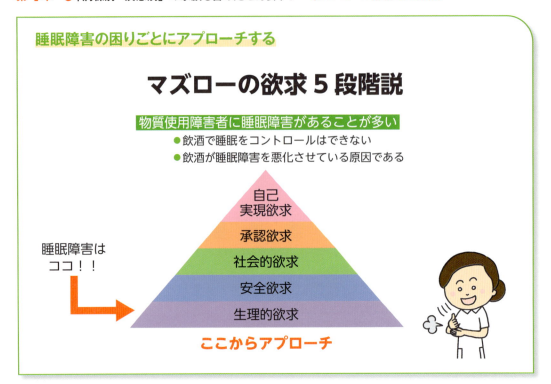

　物質使用障害者に睡眠障害があることは広く知られています。また睡眠障害が治りにくいともいわれています。このため、睡眠障害が解決されないままだと再発リスクが増加する可能性があります[5]。看護師がアルコール離脱せん妄を脱した患者さんに行う生活指導は、地域に戻ることを想定して、入院前の生活を振り返ってもらい、睡眠障害などの困りごとがないかアプローチします。

　マズローの欲求5段階説を思い出してください。患者さんにはいろいろな困りごとがあるでしょうが、まずは生理的欲求（寝ること・食べること・排泄することなど）を満たすことが必要です。患者さんは自分の睡眠障害を軽視していることがあります。看護師は、生活の困りごとに健康指導をする立場で関与することができます。

　すぐにアルコールの専門外来や精神科や自助グループにつなげられればよいのですが、患者さん本人のトリートメントギャップによって、そう簡単にはいかないのが現状です。しかし、睡眠障害などの困りごとにアプローチをするなかで、飲酒のために睡眠コントロールができないことや、飲酒が肝臓だけでなく脳の萎縮や認知症などにも影響することを伝えることができます。また飲酒しないことで何ができるようになるかという前向きな話をすることで、患者さんの回復意欲をもてる動機につながるかもしれません。

第 4 章　3「病棟別・疾患別」の家族も含めたせん妄ケア　〈アルコール離脱せん妄編〉

家族へのアプローチ

- 多飲を認めようとしない・問題を否認する病気だと理解する
- 家族には、説教や患者さんの代わりに飲酒問題に関する世話をしないことを指導（自尊心を傷つけると逆効果）
- 飲酒していないときのほうがどれだけよかったかという話を、飲んでいないときに伝える
- 家族が患者さんの世話をしたい思いにブレーキをかける
- 飲酒問題で困るのは、家族や周囲の人ではなく、患者さん本人であることを理解してもらうことが大切

　アルコール使用障害者にアプローチする場合、家族のことを忘れてはいけません。家族には、アルコール使用障害は自身の多飲を認めようとしない・問題を否認する病気であることを説明します。そして飲酒について説教したり、飲酒問題で家族が困った話をしたりすることは逆効果になりやすいことを伝えます。飲酒していないときのほうがどれだけよかったかという話を、飲酒していないときに伝えるのがよいでしょう。患者さんの自尊心を傷つけないよう気を付けます。

　また意外かもしれませんが、患者さんの代わりに飲酒問題の解決のための世話をしないことが大切です。これは、飲酒問題で困るのは家族や周囲の人ではなく、患者さん本人であることを理解してもらうためです。さらに患者さんが回復に向かい、断酒を始めたとき、周囲の人は喜びが気持ちを言葉や態度で具体的に表現することが有効です。断酒によってよい方向に変わったことを、一つひとつ、喜びとして患者さん本人に伝えましょう[6]。

第4章　3「病棟別・疾患別」の家族も含めたせん妄ケア　〈アルコール離脱せん妄編〉

家族も上手に外部とつながる

AUDIT-C
(AUDIT10 項目の最初の3問で評価)

1.　あなたはアルコール含有飲料（お酒）をどのくらいの頻度で飲みますか？
□飲まない（0点）　□1か月に1回以下（1点）　□1か月に2～4回（2点）
□週に2～3回（3点）　□週に4回以上（4点）

2.　飲酒するときには通常どのくらいの量を飲みますか？
□0～2ドリンク（0点）　□3～4ドリンク（1点）　□5～6ドリンク（2点）
□7～9ドリンク（3点）　□10ドリンク以上（4点）

**3.　純アルコール量に換算して、1度に6ドリンク以上飲酒することがどの
くらいの頻度でありますか？**
□ない（0点）　□1か月に1回未満（1点）　□1か月に1回（2点）
□1週間に1回（3点）　□毎日あるいはほとんど毎日（4点）

1ドリンク＝純アルコール10g　5％のビール500mLで20g

　家族や周囲の人には、冷静に対応するゆとりが必要です。そのためには、この病気によって患者さんといっしょに傷ついた家族自身が、早く健康を取り戻すことも重要です。飲酒による問題をめぐって家庭内に認識のずれが起こると、やがて口論や暴力などのトラブルに発展することがあります。その場合は、外部に相談するよう伝えましょう[6]。

　また患者さん本人だけでなく、周囲の家族や友人にもアルコールの問題をかかえている人はいないでしょうか。家族歴は、世代間や世代を超えて影響します。上記に簡単なスケールをご紹介します。「AUDIT-C」というスクリーニングテストで、「AUDIT」という全部で10問あるテストの最初の3問になります。12点満点で、日本人男性なら6点以上、女性なら4点以上が減酒指導を行う際の目安になります[7]。

128

第4章　3「病棟別・疾患別」の家族も含めたせん妄ケア　〈緩和ケア編〉

緩和ケアにおけるせん妄

緩和ケアにおけるせん妄の特徴

- **緩和ケアで遭遇する最頻度の精神症状**
  注意力障害と睡眠覚醒リズム障害が多い

- **「低活動型」が最多**
  一方では 60％が見逃されるという報告も！！　うつ病と誤診されることも！！
  希死念慮や自殺念慮の存在には注意を要する
  診断・アセスメントの重要性

- **「過活動型」は興奮状態となるので、患者さんだけでなく家族・介護者の心理的苦痛が大きい**
  家族・介護者の感情が、オピオイドや向精神薬の不適切な増量につながる可能性

緩和ケアに携わるうえで、せん妄は避けては通れない疾患です。「死にゆく」過程はせん妄を促進する因子にあふれており[1, 2]、「死の直前」では80～90％の患者がせん妄を発症するともいわれています[3-5]。

緩和ケアにおけるせん妄の特徴は、低活動型が多いことです。低活動型のせん妄ではなによりも「見逃し」に注意が必要です。低活動型は鑑別がむずかしく、うつ病と診断されることも少なくありません[6, 7]。

過活動型は頻度が少ないものの、家族・介護者にとっては「患者の苦痛」が強く見えます[8]。必然的に家族・介護者からは「痛みをもっと麻薬で取ってください」「大声を出していてかわいそうなので、もっと眠らせてあげてください」という訴えにつながります。医療者は正確な評価と必要時の薬剤調整などを行いつつ、家族・介護者にはせん妄の病態について説明し、その訴えに対しては、共感的態度を示す必要があります。また過活動型の場合は対応にマンパワーを要し、医療者間での情報共有が密になる傾向がありますが、低活動型では特別な対応が必要でないこともあります。しかし患者さんの苦痛は存在するため、診断とアセスメントが重要です。

第4章 3「病棟別・疾患別」の家族も含めたせん妄ケア 〈緩和ケア編〉

緩和ケアにおけるせん妄の診断・評価

緩和ケアにおけるせん妄の特徴

- **診断手順は通常診療のせん妄と大きく変わらない**
- **せん妄の重症度は患者の苦痛や予後と関連する！！**
  せん妄の重症度評価の継続が重要

《おもな評価法》
◎ Memorial Delirium Assessment Scale（MDAS）
◎ Delirium Rating Scale-Revised 98

進行性疾患やがん患者での妥当性

　緩和ケアでは原疾患の治療の選択肢が限定されたり、終末期に差し掛かっていたりします。また原疾患の臨床特性も診断と評価に影響します。つまり、せん妄の重症度は患者さんの苦痛や予後と関連するのです。

　緩和ケア領域では、がん関連の危険因子を念頭に、継続してせん妄の重症度評価を行うためのさまざまなツールが存在します。評価項目は認知機能障害の程度、睡眠覚醒リズム障害の程度、日内変動性、苦痛の程度などです。そのなかでも、Memorial Delirium Assessment Scale（MDAS）や Delirium Rating Scale-Revised 98 は、進行性疾患やがん患者での妥当性が報告されています[9-11]。MDAS は重症度評価のほかにも、閾値を7点に設定した場合の診断ツールとしても使用されます。DRS-R98 は評価に15～30分程度かかり簡便性に欠けますが、感度・特異度ともに高く、信頼性に長けるツールです。

第 4 章　3「病棟別・疾患別」の家族も含めたせん妄ケア　〈緩和ケア編〉

緩和ケアにおけるせん妄の診断・評価

緩和ケアにおけるせん妄の見立て

低酸素血症
換気障害
気道閉塞
呼吸中枢障害

低栄養
摂取量低下
吸収障害

貧血
出血
造血能障害

傾眠
薬剤性
中枢性
CO_2 ナルコーシス
NH_3 高値

電解質異常
Na、Ca、
Mg

がん治療の副作用
抗がん薬
放射線治療

**がん起因の
炎症性サイトカイン高値**

感染

各因子は相互的
独立的な見立ては
評価を鈍くする

内分泌異常
耐糖能異常
甲状腺異常
脂質代謝異常

薬剤
向精神薬
抗てんかん薬
ステロイド
オピオイド

臓器機能低下
心肺機能
肝機能
腎機能

中枢神経系疾患
原発性・転移性
凝固・線溶系異常による脳卒中
軟髄膜疾患

傍腫瘍性神経症候群
腫瘍に対する自己抗体
腫瘍による分泌物

　そもそも、緩和ケアを受けている状態であること自体が、せん妄のリスク因子であることを示しています。さまざまな可能性のなかから原因を特定し、対応することが必要です。

　また脳波検査で全般性徐波化を認めることも、せん妄の臨床的特徴であり、脳波検査の設備・体制が整っている場合には積極的に実施し、せん妄の見逃しを防ぐことが望ましいです。

第4章　明日から使える高齢者ケアのヒント

第4章 3「病棟別・疾患別」の家族も含めたせん妄ケア 〈緩和ケア編〉

緩和ケアにおける鎮静

「治療抵抗性の苦痛」「耐えがたい苦痛」に対する鎮静

治療抵抗性の苦痛 (refractory symptom)	患者が利用できる緩和ケアを十分に行っても患者の満足する程度に緩和することができないと考えられる苦痛
耐えがたい苦痛 (intolerable symptom)	患者が耐えられないと明確に表現する または、患者が苦痛を適切に表現できない場合は患者の価値観や考えをふまえて、耐えられないと想定される苦痛

- 「不安や抑うつ」といった精神的苦痛は含まれない

- せん妄に対しては「間欠的鎮静」や「調節型鎮静」が推奨される

- 鎮静を行う意図は「苦痛緩和」であることの徹底、患者・家族・介護者への説明の重要性

　緩和ケアにおける鎮静は、「治療抵抗性の苦痛」および「耐えがたい苦痛」であることが大原則です。つまり鎮静は、緩和ケアでは第一選択にならないということです。もし鎮静を行う場合は、その前に鎮静以外の方法で十分な緩和ケアを行っていることが必要です。

　また患者さんにとって耐えがたい苦痛があるとする明確な意思表示が必要な条件ですが、患者さんが表現できない状態の場合は患者さんの価値観や死生観を基に、推定意思を採用します。そのためにはせん妄発症前から患者さんとコミュニケーションをとり、意思を確認しておくことが重要です。大切なのは、「気持ちがつらいから眠らせて」「死ぬのが怖いから忘れたい」などの訴えでは、鎮静の適応とはならないということです。

　難治性のせん妄に対しては、一時的に苦痛が消退する時間を確保する「間欠的鎮静」と、意識レベルは会話可能な程度としつつ最大限の靴緩和を目指す「調節型鎮静」が推奨されます。せん妄が可逆的である可能性が残る以上、「持続的な深い鎮静」は評価をむずかしくさせるため推奨されません。

　鎮静の方法は施設ごとに異なりますが、ミダゾラムを第一選択とする方法が推奨されています。

第4章 3「病棟別・疾患別」の家族も含めたせん妄ケア〈緩和ケア編〉

緩和ケアにおけるせん妄の非薬物的介入

- 緩和ケア領域ではせん妄は「必然」ととらえる
- 予防的介入から治療的介入を、一連の流れとして実施する
- 「減らせるものは減らす」を大前提とする
  - 精神作用性物質の減量・中止（疼痛の評価・離脱症状の確認）
  - 慢性疾患治療薬の減量・中止（予測される予後の中で必要性の低いもの）
  - 身体の自由を制限する機器や用具の削減・中止
- 「増やせるものは増やす」を大前提とする
  - 家族・介護者との面会時間
  - 排泄ケアや口腔ケアなどのかかわり
  - 日照時間、可能な範囲の離床時間
- 患者さん・家族への病状の説明

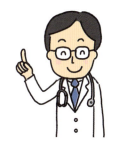

　緩和ケア領域ではせん妄の発生は必然と考えることが妥当です。

　予防の段階からせん妄の発症までの一連の流れを想定し、せん妄の要因となるものについて「減らせるものは減らす」、せん妄ケアについて「増やせるものは増やす」を大前提としてください。一方で、緩和ケアにおけるせん妄に対する非薬物的介入の有効性を示すエビデンスは乏しいです。非薬物的介入が有効とする研究報告では、緩和ケアに限定していません。また、非薬物的介入研究の多くは緩和ケアの患者さんを除外している傾向があります。しかし、非薬物的介入自体はリスクが低く、せん妄に対する介入効果以外にも有益と考えられるため、積極的な非薬物的介入を推奨します。

　予防段階では、患者さんおよび家族・介助者の心理状態に注意しつつ、今後起こり得るせん妄について説明を行うことを目指してもらいたいです。せん妄という意識障害が生じた際に、患者さん自身の治療に対する考え方、死生観を表現できない可能性があることを念頭に置いておく必要があります。

第4章 3「病棟別・疾患別」の家族も含めたせん妄ケア 〈緩和ケア編〉

緩和ケアにおける薬物的介入

- 明確なエビデンスは存在せず経験則による治療が行われている
- 少ない先行研究のなかでも「興奮の軽減」を主要評価項目とする傾向がある
- 難治性せん妄に対しては症状緩和目的の鎮静を行うことが考慮される
- 緩和ケアの各段階に応じた薬剤調整が求められる
- 標的症状と副作用のバランスを考慮する

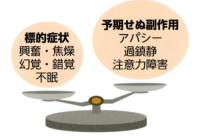

緩和ケア領域に限定したせん妄の薬物的介入に関しては、経験則的に薬物療法が選択されています。先行研究では、「興奮の軽減」を主要な評価項目とするものもあり、過活動型せん妄に対する治療ニーズが高いことがうかがえます。せん妄には避けるべきとされるベンゾジアゼピン系薬剤も、抗精神病薬と併用することで焦燥感や激越に対して有効性が示されています。緩和ケア領域でせん妄に対する薬物的介入を行う際は、原疾患の状況および苦痛の程度を評価しつつ、薬剤調整を行います。

また標的とする症状に効果があったとしても、予期しない副作用には十分に注意します。せん妄の治療のために、過鎮静や注意力障害が生じたとしたら本末転倒です。緩和ケアの介入が必要な患者さんは多要因を抱えているため、とくに注意が必要です。

抗精神病薬以外では、鎮静系抗うつ薬やオレキシン受容体拮抗薬、α2作動性鎮静剤が使用されています。オレキシン受容体拮抗薬に関しては、国内での pilot study においてがん患者さんのせん妄における不眠に有効ではないかといわれており、低活動型せん妄への介入に応用できるのではないかと考えます[12]。

第4章　3「病棟別・疾患別」の家族も含めたせん妄ケア　〈緩和ケア編〉

せん妄の可逆性と不可逆性

緩和ケアでは、不可逆的せん妄は差し迫った死の兆候

せん妄が可逆性か不可逆性かを判断するのは、依然として課題
原因を除去しても回復できるかどうかはわからない

可逆的
・脱水、感染、高 Ca 血症、薬剤
・せん妄からの回復

不可逆的
・肝不全、腎不全、低酸素血症
・苦痛・不眠・幻覚・焦燥などの緩和

患者さんの苦痛・不眠・幻覚・焦燥といった緩和に関する話を
し、家族の精神的苦痛にも配慮する

　緩和ケアでは、せん妄は差し迫った死の兆候といわれています[13]。しかし個人差が大きく、可逆的なのか、不可逆的なのかを決定するのは、依然として課題となっています。せん妄のエピソードは 25 〜 68%の間で可逆的であると報告されています[14, 15]。せん妄の原因を除去することで回復する場合もあれば、不可逆的に治らない場合もあります。

　そのため家族に説明する場合は、せん妄が可逆的なものなのか、不可逆的なものなのかに注意する必要があります。しかし大切なことは、患者さんにとっての苦痛などが緩和されているかどうかです。せん妄体験のなかの不安や恐怖が軽減できているか、痛みや不眠が改善できているか、家族がなにに不安を感じていて、それが改善できているかということに配慮する必要があります。医療者側が患者さんや家族とのコミュニケーションを積極的にとり、かかわろうとする心構えをもつことで、安心感を与えることも可能と考えます。

第4章　3「病棟別・疾患別」の家族も含めたせん妄ケア　〈緩和ケア編〉

せん妄体験のなかにある不安と恐怖、悲しみに気づく

緩和ケアにおける低活動型せん妄の見逃し

- せん妄患者さんの **61%** が見逃されていたという報告も
- 緩和ケア病棟への入院患者さんの **42%** にせん妄にみられた
- 終末期の急性緩和ケア病棟で死亡した患者さんの約 **90%** にせん妄が生じていた

> せん妄体験のなかにある
> 不安・恐怖と悲しみの緩和ケアを目指す

低活動型せん妄はがん患者さんにもっとも頻繁にみられ、見逃されることが少なくありません [16]。低活動性せん妄では患者さんは無気力で眠たげに見え、質問への応答が遅く、動きはじめず、周囲への意識が低下します [17]。そのため、緩和ケアの専門家によってせん妄と診断された患者さんの 61% を、三次腫瘍医療センターの一次医療チームが見逃していたという報告があります [18]。

　報告されたせん妄の有病率は、患者さんの状況によっても異なります。救急治療室では、進行がん患者さんの約 10%にせん妄が認められ、一般病棟では 43%に、緩和ケア病棟では 42%にみられました。終末期には、急性緩和ケア病棟で死亡した患者さんの約 90%がせん妄を患っていました [16]。過活動型と同じく、低活動型も不穏な状態が長期化しており、患者さんの消耗は計りしれません。アセスメントは過活動型と同じで、検査データで炎症所見や貧血の有無を、直近の脳の画像や脳波で医師に判断してもらいます。

　看護師のアセスメントで大事なのは日内変動と焦燥感の有無の観察です。とくに焦燥感が患者さんにとってどれほど苦痛か、観察してください。大事なのは、あくまでも患者さん本人にとっての安全安楽にどれだけ支障をきたしているかという視点です。

第4章　3「病棟別・疾患別」の家族も含めたせん妄ケア　〈緩和ケア編〉

言語化されない高齢患者の痛みに気づく

緩和ケアにおける
高齢患者の痛みのコントロール

● 多職種で取り組む疼痛コントロールの情報を、地域につなぐ
● 在宅医療チームやホスピスチームを活用することで、患者さんの90％以上が痛みをコントロールできる

　緩和ケアにおける痛みのコントロールは必須です。患者さんの死後、家族が愛する人の苦しみの記憶から解放され、悲しみから立ち直っていくためにも、患者さんの痛みがコントロールできているかどうかは重要です。死にゆく高齢患者では、痛みがよくみられる患者さんの66％、過去1か月間に痛みを感じた患者さんの33％で、死に向かう24時間に痛みを経験するといわれています。多くの場合、在宅医療チームやホスピスチームを活用して適切な評価と管理をすることで、90％以上の患者さんが痛みをコントロールできます[19]。

　言語化されない痛みを見過ごされることが多いことを多職種で共有し、患者さんのかかえる苦痛・不眠・幻覚・焦燥などの軽減は、せん妄を遷延させないためにも重要な情報であり、地域につなぎましょう。

第5章

社会的な
視点からみた
せん妄対応

第5章　1 拘束・抑制と患者さんの権利擁護　〈一般病棟と精神科病棟の比較〉

拘束・抑制における一般病棟と精神科病棟の違い

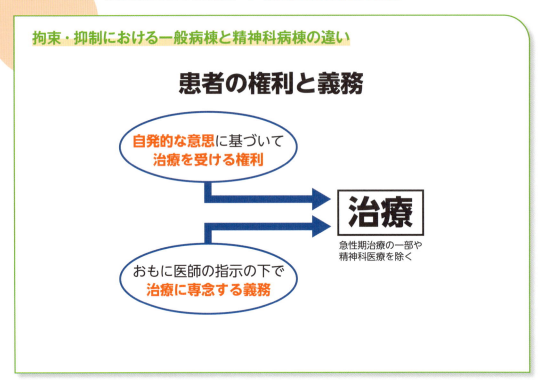

　拘束・抑制について解説する前に、前提としてわたしたち医療者は「患者の権利擁護」をする立場であり、「治療義務」があります。そして患者さんは、「自発的な意思に基づいて治療を受ける権利」があります。また患者さんには「おもに医師の指示の下で治療に専念する義務」も存在します。医療者も患者さんも、ともに「治療」という共通の目標をもっているということになります。

第5章 1 拘束・抑制と患者さんの権利擁護 〈一般病棟と精神科病棟の比較〉

拘束・抑制における一般病棟と精神科病棟の違い

精神科病床での治療

精神科病床：**精神保健福祉法**に基づき運用される
精神疾患を有する患者のみが入院できる
入院形態が存在し、**非自発的入院**が含まれる

非自発的入院：患者が**入院の必要性**を理解できない、同意できない場合

非自発的入院の判断：精神保健指定医のみが行う独占業務

精神保健指定医：**行動制限**や人権の一部制限を実施することが可能
一方でその運用は**すべてが法律に基づき実施**
される

精神科病床の場合、拘束・抑制は精神保健福祉法に基づいて運用されます。つまり、精神疾患を有する患者さんだけが治療のために入院しているという前提があり、治療に専念するために非自発的入院も含まれます。

非自発的入院とは、精神疾患を有する患者さんが、その病状によって入院の必要性を理解できない、または同意を得ることができない場合に、精神保健指定医のみが非自発的入院の判断を行います。

法律上、精神保健指定医のみが、精神疾患を有する患者に対して治療上の必要性から、行動制限や人権の一部制限の実施を認められています。

第5章 社会的な視点からみたせん妄対応

第5章　1 拘束・抑制と患者さんの権利擁護　〈一般病棟と精神科病棟の比較〉

一般病棟と精神科病棟の入院要件の違い

精神科病床での治療

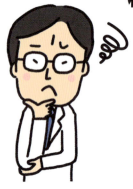

脱水と肺炎のおじいさん、入院させたいけど…
うちの病床は満床か…

病棟マップでは精神科病床が空いているから
一晩だけ入院してもらおう

- 「脱水」と「肺炎」が精神疾患ではないため受け入れられない
- 「脱水」と「肺炎」により「せん妄」を呈している場合であれば法律上は受け入れ可能となるが条件の確認が必要

では、次の場合はどうなるでしょうか？

医師が患者を入院させたいために、空いている病床がないか探しています。一般病床の空きはありませんが、精神科病床に空きがあるのをみつけました。「脱水と肺炎のおじいさんを入院させたいけれど、一般科の病床は満床。病棟マップでは精神科病床が空いているから一晩だけ入院してもらおう」

ここで押さえておきたいことは、たとえ空きベッドがあったとしても、精神科病床は精神疾患を有している患者さんしか入院できないということです。そのため治療目的が脱水と肺炎の場合は入院を受けることができません。精神疾患の治療のためではないからです。

ただし、脱水と肺炎といった身体症状の悪化から、二次的にせん妄を呈している場合、条件によっては法律上受け入れ可能になる場合もあります。せん妄であっても個人の背景が異なるので必ず、条件の確認が必要です。

第5章　1 拘束・抑制と患者さんの権利擁護　〈一般病棟と精神科病棟の比較〉

一般病棟と精神科病棟の入院要件の違い

行動制限・処遇に関する手続きの概要

	診察	同意書	告知文	診療記載	行動制限中
隔離12時間以上	開始：指定医 解除：医師	なし	有	理由、隔離開始及び解除した日時	毎日1回以上診察と記載
隔離12時間未満	開始：医師 解除：医師	なし	有	理由、隔離開始及び解除した日時	（規定なし）
閉鎖的環境の部屋への入室	（限定せず）	意思による入室である旨の書面	なし	状況の記載	隔離に当たらず
身体的拘束	開始：指定医 解除：医師	なし	有	理由、拘束開始及び解除した日時（拘束方法、部位）	医師は頻回に診察と記載
電話・面会の制限	（限定せず）医療又は保護の上で合理的な理由	なし	適切な時点にその旨と理由を知らせる	制限の内容理由	できる限り早期に制限の解除を
開放的処遇の制限	（限定せず）開始72時間以内に指定医診察	医師による制限である旨の書面	なし	状況の記載	精神保健指定医による積極的な診察

精神科医療における最重要項目であり、「いつもどおり」や「忘れていた」はない

「精神保健及び精神障害者福祉に関する法律」から作成

　一般病床と精神科病床での拘束・抑制の違いについて需要なことは、精神科病棟で拘束・抑制を行う場合は、精神保健福祉法に基づいて精神保健指定医のみが判断するということです。指定医以外の医師や看護師の判断で拘束や抑制をすることは許されません。

第5章

社会的な視点からみたせん妄対応

第5章 1 拘束・抑制と患者さんの権利擁護 〈一般病棟と精神科病棟の比較〉

拘束・抑制における一般病棟と精神科病棟の違い

一般病床・精神科病床の比較

	非自発的入院	身体的拘束	隔離	電話・面会制限
一般病床	×	△	×	×
精神科病床	○	○	○	○

- 原則として精神疾患の治療の必要性がある場合に精神科病床へ入院となる
  【同時並行として身体的加療を要する場合は可】
- 一般病床での「面会制限」や「外出禁止」はあくまでも患者の義務に基づくもの

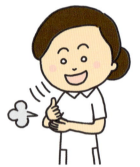

　一般病床と精神科病床での行動制限に関する違いをまとめました。精神疾患のある患者は、原則として精神疾患の治療の必要性がある場合に精神科病床へ入院となります。しかし精神疾患を有する患者でも、身体的加療を要する場合は一般病床でも入院は可能になります。

　そのため、一般病床に入院している精神疾患を有する患者に対して、非自発的入院・身体拘束・隔離・電話／面会制限をかけることはできません。一般病床での「面会制限」や「外出禁止」はあくまでも患者の治療への協力義務に基づくものです。

第5章　1 拘束・抑制と患者さんの権利擁護　〈身体的拘束の定義〉

> ### 拘束・抑制における一般病棟と精神科病棟の違い
>
> ## 病院における身体的拘束とその注意点
>
> 基本的には同意語
> 　　　**拘束：概念と行為**
> **抑制：行為**
> 　「一時的に患者の自由を制限する行為」とする指針も存在
> 　「常時の監視下で一時的に行う行動制限」と考えると適切
>
> 厚生労働省は「**身体的拘束**」という用語を用いている
>
>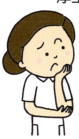
>
> 「精神保健及び精神障害者福祉に関する法律」
> 第三十七条第一項の規定に基づき厚生労働大臣が定める基準より

　「拘束」と「抑制」は基本的に同意語です。しかし「拘束」は概念と行為であり、「抑制」は行為です。

　「抑制」には「一時的に患者の自由を制限する行為」と説明する指針も存在します。また拘束・抑制を開始する判断基準となる3要件（切迫性・一次性・非代替性）のなかでも、とくに一時性に特化した行為といえます。そのため、「常時の監視下で一時的に行う行動制限」と考えておくとよいでしょう。

　一方で、厚生労働省は「身体的拘束」という用語を用いています。

第5章　1 拘束・抑制と患者さんの権利擁護　〈身体的拘束の定義〉

拘束・抑制における一般病棟と精神科病棟の違い

身体的拘束とは

身体的拘束は「**行動制限**」に含まれる、患者の自由と人権の一部を制限する行為

- **身体的拘束**：身体の可動性の制限
　　　　　　　　【ミトンや車椅子キーパーも含まれる】
- 隔離：特定の場所からの移動の制限
　　【原則として施錠を行う場合】
- 電話面会の制限：外部との通信制限
　　　　　　　　【精神科病床であっても弁護士・行政職員の制限は不可】
- 薬剤投与による鎮静：自発的意思の制限

厚生労働省：明記しないものの隔離より身体的拘束のほうが制限の程度が大きいと判断している
令和3年10月19日・名古屋高裁判決では、身体的拘束の前に隔離を考慮すべきとされている

身体拘束は「行動制限」に含まれ、患者の自由と人権の一部を制限する行為です。身体的拘束は身体の可動性を制限するもので、ミトンや車椅子キーパーも含まれます。

- 隔離は、特定の場所からの移動の制限を行うもので、原則として施錠します。
- 電話面会の制限は外部との通信制限を指しますが、精神科病床であっても、弁護士や行政職員への通信を制限することはできません。
- 薬剤投与による鎮静は、自発的意思の制限をかけることを指します。

146

第5章　1 拘束・抑制と患者さんの権利擁護　〈身体的拘束の定義〉

拘束・抑制における一般病棟と精神科病棟の違い

一般病棟での身体的拘束

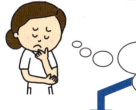

「○○さん、不穏が続いているな」
「拘束になるかな。
でもここは精神科ではないしね」

「精神科病床ではないから
いっそう厳密にしないと」
・精神科病床では精神保健指定医がすべてを判断
・法律に基づいた運用を行い、法的根拠がある

「精神科みたいに
細かいことは大丈夫だよね」
・法的な根拠は？
・判断基準は？
・誰が判断するの？

　押さえておきたいことは、身体的拘束について、精神科病床であれば精神保健指定医が判断をしているということです。

　しかし一般病床ではどうでしょうか。身体拘束を開始する基準とその法的根拠、その判断を誰が行うのかについて法律などで明確に定められているわけではありません。極端な例ですが、「不穏だから、拘束しました」では、法的な根拠や誰が判断したのかについて、明確にカルテに残すことはできません。

147

第5章　1 拘束・抑制と患者さんの権利擁護　〈身体的拘束の法的根拠〉

拘束・抑制における一般病棟と精神科病棟の違い

精神科病床での隔離・身体的拘束の要件
厚生労働省第130号告示

| 隔離 | ⑤ 患者の症状からみて、
・ 本人又は周囲の者に危険が及ぶ可能性が著しく高く、
・ 隔離以外の方法ではその危険を回避することが著しく困難であると判断される場合に、
・ その危険を最小限に減らし、患者本人の医療又は保護を図る事を目的として
行われているか

⑥ 隔離以外によい代替方法がない場合に行われているか。

⑦ 隔離の対象となる患者は、次のような場合に該当すると認められるか。
ア 他の患者との人間関係を著しく損なうおそれがある等、その言動が患者の病状の経過や予後に著しく悪く影響する場合
イ 自殺企図又は自傷行為が切迫している場合
ウ 他の患者に対する暴力行為や著しい迷惑行為、器物破損行為が認められ、他の方法ではこれを防ぎきれない場合
エ 急性精神運動興奮等のため、不穏、多動、爆発性などが目立ち、一般の精神病室では医療又は保護を図ることが著しく困難な場合
オ 身体的合併症を有する患者について、検査及び処置等のため、隔離が必要な場合 | 身体的拘束 | ⑧ 身体的拘束以外によい代替方法がない場合において行われているか。

⑨ 身体的拘束の対象となる患者は、主として次のような場合に該当すると認められる患者であるか。
ア 自殺企図又は自傷行為が著しく切迫している場合
イ 多動又は不穏が顕著である場合
ウ ア又はイのほか精神障害のために、そのまま放置すれば患者の生命にまで危険が及ぶおそれがある場合

⑩ できる限り早期に他の方法に切り替えるよう努めているか。 |

　一般病棟でも拘束や抑制を開始しなければならない場合もあるでしょう。精神科病棟での隔離／身体的拘束の要件を参考に、法的根拠をどのように示すとよいのかについて考えてみましょう。

　隔離の開始要件は、患者の症状からみて、隔離する以外に危険を回避することが著しく困難であると判断された場合です。隔離は患者本人の医療や保護が目的で、隔離以外によい代替方法がない場合に選択されます。そして、隔離の対象となる患者の安全、他患との人間関係や安全を守るために、ほかの方法ではこれらを防ぎきれない場合などに行われるという要件があります。

　身体拘束も同様に、患者の安全を守るための代替方法がない場合に行われることが前提であり、できる限り早期にほかの方法に切り替えるよう努めているかどうかも、要件として挙げられています。

148

第5章　1 拘束・抑制と患者さんの権利擁護　〈身体的拘束の法的根拠〉

拘束・抑制における一般病棟と精神科病棟の違い

一般病床での身体的拘束の法的根拠

法的根拠は存在しない

身体的拘束を行ってよいという根拠も存在しなければ
身体的拘束を行ってはいけないという根拠も存在しない

- 一般病床での身体的拘束の適法性を争点とした裁判
- 平成22年1月26日最高裁判決では**合法**とされた 一方で同事案の名古屋高裁判決は全面的に反対の内容であり**違法**とされた
- 医療訴訟の内容は患者個々により大きく異なるため名古屋高裁の判決も重要視される

病院とは異なるものの高齢者施設に関しては介護保険制度の実施に伴い「身体拘束ゼロへの手引き」が策定されているが、平成12年策定となっており、改定が望まれる

最高裁判所判例：2010
身体拘束ゼロへの手引き：2001

上記に挙げたのは、一般病床での身体的拘束の法的根拠が示されていなかったことで裁判に至った事例です。

一般病床での身体的拘束の開始にあたり、明確な基準は存在していません。

しかし現在、「身体拘束ゼロへの手引き」のなかの3要件を踏まえて代替方法について検討することが推奨されています。3要件とは「切迫性」「一次性」「非代替性」です。

- **切迫性**は、そのまま放置すれば患者さんの生命または身体状態に重大な危険性が生じる可能性が高いこと
- **一時性**は、実施する行動制限は解除できる見込みがあり一時的であること
- **非代替性**は、実施もしくは検討を行ったがほかの代替手段が見当たらない、かつ検討の継続を行うこと

これら3つの要件がそろったときに、やむなく身体的拘束の開始を検討することになります。

第5章　1 拘束・抑制と患者さんの権利擁護　〈身体的拘束の法的根拠〉

拘束・抑制における一般病棟と精神科病棟の違い

3要件で十分なのか？

最低限の要件であり十分性の担保にはならない

「身体拘束ゼロへの手引き」はあくまで高齢者介護施設での運用を想定
短時間で変動する病態や難治性せん妄、若年者を対象としていない

各医療施設の公開ガイドラインを「医学中央雑誌」で検索し Word 抽出・分類を行った研究では、3要件に加えて「医師の参加」「拘束中の状態確認」「説明」「承諾書」「記録」を判断基準としている

柏崎郁子. 老年看護学. 22(1), 2017, 98-106

- ●○○時間ごとの確認・記録
- ●拘束開始：医師または看護師2名以上の判断
- ●「承諾」or「同意」に関してはどちらも存在
  （承諾：要求を引き受ける　同意：提案に賛同し許諾する）

（たとえ一時的に看護師判断で身体的拘束を行ったとしても）
最終判断は医師が行うことが望ましい

平沼高明. 賠償科学. 43, 2015, 89-108

　しかし、前出の3要件を満たせれば、身体拘束の開始を判断した法的根拠として十分でしょうか。

　「身体拘束ゼロへの手引き」はあくまで高齢者介護施設での運用を想定しているため、短時間で変動する病態や難治性せん妄、若年者を対象としていません。先行文献では、これら3要件に加えて、「医師の参加」「拘束中の状態確認」「説明」「承諾書」「記録」を判断基準としている報告がありました。みなさんの所属先でも、拘束／抑制の開始を判断する基準は何か、その法的根拠をどのように示しているか、そして誰が行っているのかを確認してみましょう。

　前述した名古屋高裁判決では、拘束・抑制は、「看護業務の範疇を超えた」「医師が関与するべき行為」とされていました。

　看護師だけでの判断は違法性につながるとする法学者の意見も存在しています。つまり、医師に相談・連携が「非代替性」の確証につながるものとして、たとえ一時的に看護師判断で身体的拘束を行ったとしても、最終判断は医師が行うことが望ましいです。

第5章　1 拘束・抑制と患者さんの権利擁護　〈身体的拘束の法的根拠〉

拘束・抑制における一般病棟と精神科病棟の違い

身体的拘束開始時の記載例案

身体的拘束開始時の記載例案

- 患者は**生命維持のために**中心静脈カテーテルからの薬剤投与を要する
- しかしながら患者は**せん妄に伴う意識変容状態**にある
- **再三の指示にも関わらず**カテーテル自己抜去の**危険性がきわめて高い**
- **精神科リエゾンチーム介入**による薬剤調整や**療養環境の調整**を行っているが**切迫性が高い**。よって**医師の指示の下に体幹部の身体的拘束を実施**する
- せん妄状態の**改善**や切迫性の**解消**を認めれば**速やかに解除**する
- また看護師が**常時監視できる体制時は一時解除**を行う

状態観察の項目案

◎皮膚状態　◎血行状態　◎神経障害の有無　◎関節可動域の状態
◎呼吸状態　◎抑制具の状態

深部静脈血栓症・肺梗塞・胸部圧迫による呼吸不全・腸管壊死
さまざまな身体的合併症が生じる可能性あり

　参考までに、一般病床での身体的拘束開始時の記載にと、身体的拘束の状態観察の項目案を挙げます。状態観察の項目案には、皮膚状態、血行状態、神経障害の有無、関節可動域の状態、呼吸状態、抑制具の状態などがあります。身体的拘束を行うことで、二次的に深部静脈血栓症・肺梗塞、胸部圧迫による呼吸不全、腸管壊死など、さまざまな身体的合併症を生じる可能性もあります。

　たとえば、看護師が「この患者さん、何度も抑制具からすりぬけるんですよ」と話すような場面があったとします。では、すりぬけられないことを目的に抑制具をきつくすればよいのでしょうか。

　いうまでもなく、身体的拘束は患者の保護のための抑制であり、安全に装着されていることが大前提です。そして回避すべきことは、身体的拘束による身体的合併症が生じることです。思わぬ有害事象となり、「そんなつもりではなかったのに」を防ぐためにも、上記の場面が繰り返されたとしても、状態観察の項目案の観察に異常がなかったことに安堵することが賢明です。

第5章

社会的な視点からみたせん妄対応

第5章　2 高齢者のQOL向上のためにできること　〈健康寿命を延ばす取り組み〉

「健康寿命延伸プラン」

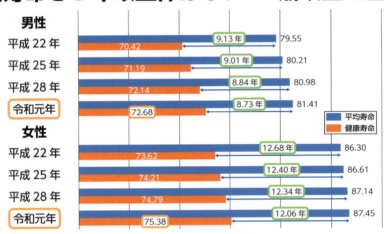

　「健康寿命延伸プラン」をご存じでしょうか。健康寿命を男女ともに3年以上延伸し（2016年比）、75歳以上（2040年）を目指すものです。男性の平均寿命は81.41歳で、健康寿命の平均は72.68歳、寝たきり期間の平均は8.73年です[1]。女性の平均寿命は87.45歳で、健康寿命の平均は75.38歳、寝たきり期間の平均は12.06年です。現在すでに超高齢社会ですが、さらに15歳から64歳までの人口が減るといわれています。今後、さらに増える高齢者のQOLを上げていくために、わたしたち医療者にできることはなんでしょうか。

第 5 章　2 高齢者の QOL 向上のためにできること　〈退院後の QOL 低下を防ぐために〉

入院中のせん妄が退院後の患者・家族の QOL 低下に影響

入院中に生じたせん妄が及ぼす影響に、患者さんや家族は対処できるのか？

リロケーション
ダメージ

集中治療後症候群
（PICS）

家族の
集中治療後症候群
（PICS-F）

認知症の
行動・心理症状
（BPSD）

病院と地域が協働して患者さんや家族をサポート

　高齢患者の入院中に生じたせん妄が、退院後の人生に及ぼす影響（QOL 低下）に対し、患者・家族に対処ができるのでしょうか？

　たとえば、リロケーションダメージとは、転居などの環境変化による身体的・精神的に引き起こされる混乱や痛手を被るというものです。認知症高齢患者の入院中に生じたせん妄の影響を受けて ADL が低下すると、自宅や元いた施設に退院できず、転院などの新生活を余儀なくされる場合があります。こういった変動が生じると BPSD 症状がさらに悪化する状況につながりかねません。

　また前述のように（4 章 3 → p.108）、ICU せん妄を起こした場合、患者だけでなくその家族にも、退院後も精神的影響が続くことがあります。また、どの病棟であってもせん妄が遷延すると、入院中の ADL だけでなく、退院後の QOL の低下にまで影響を及ぼしかねません。病院と地域の医療者は、退院後の QOL 低下が予測される場合、患者・家族サポートにおける連携をより強化する必要があります。

第 5 章　社会的な視点からみたせん妄対応

第5章 2 高齢者のQOL向上のためにできること 〈退院後のQOL低下を防ぐために〉

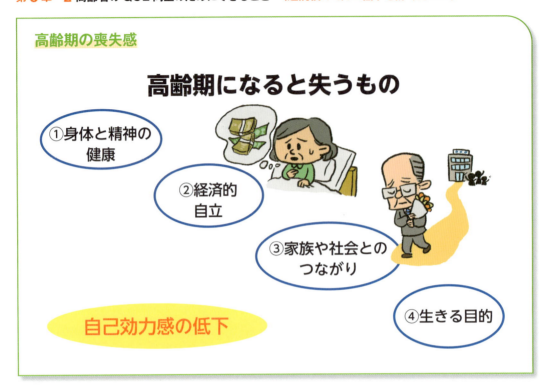

高齢期の喪失感

高齢期になると失うものが4つあるといわれ、①身体と精神の健康、②経済的自立、③家族や社会とのつながり、④生きる目的が挙げられます[2]。さらに、入院中、患者の立場になると3つのものを失うといわれています。

①現実的な「もの」を失う

　財産・大切なものをなくす・死別・失恋・友情・子が独立していくなど、心理的・内的な「もの」を失う意味も含まれます。

②自己と一体化していた環境・地位・役割を失う

　住み慣れた土地や故郷からの転居、定年退職などが含まれます。

③自分自身の機能や身体の一部を失う

　けがや病気のため、身体の一部や機能を失うことを指します。病気などのために仕事や日常生活の制約を受けたり、高額な医療費や収入の減少といった経済的な対象喪失がオーバーラップすることもあります。高齢期のメンタルヘルスには、生きがいを感じられること、自分がここに存在している意味を感じられる心の居場所が必要といわれています[3]。

　このような喪失感から、それまでの自分らしさや、自分が家族関係や職場の人間関係や社会とのつながりのなかで確立してきた自己効力感が低下する可能性があります。

第5章 **2** 高齢者の QOL 向上のためにできること 〈退院後の QOL 低下を防ぐために〉

高齢入院患者さんへのせん妄ケアに必要なものはなにか

せん妄の患者さんは
さまざまな喪失体験をしている

せん妄ケアは、
「促進因子の軽減」や
快の刺激を与えるだけでは
足りないのではないか？

　前ページで紹介したように、高齢期が失う4つの喪失や、入院で失う3つの喪失に加え、せん妄を生じたり、遷延したりすると、さらに失うものが増え、回復意欲や生きる目的までも失いかねません。このような個人的背景をふまえると、「せん妄ケアは、促進因子を軽減したり、快の刺激を与えるだけでは足りないのではないか？」ということが想像できます。

　せん妄の既往があると、せん妄を起こしやすくなります。また、せん妄は遷延しやすい傾向があります。多職種で共有すべき情報はリスク因子だけでなく、患者さん本人がさまざまな喪失体験を経ていることです。それに着目し、セルフケアを通して自己効力感を高めることが、せん妄を再燃させない防衛因子の一助になると考えます。

　わたしたち医療者が、入院中だけでなく、患者さんの情報を地域に引き継ぎ、協働し、患者さんと家族とともに、「できることはなにか」から模索することが大切です。

第5章 社会的な視点からみたせん妄対応

第5章 2 高齢者のQOL向上のためにできること 〈患者さんの自己効力感を高める〉

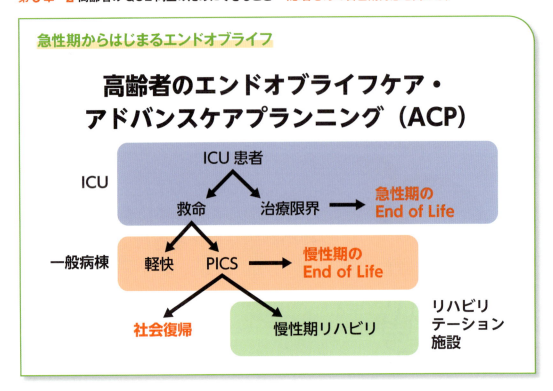

エンドオブライフは、終末期だけのものではありません。急性期からはじまっています。急性期から医療者は、患者・家族とエンドオブライフをふまえた関係性を築くことが必要です。そして急性期から慢性期に引き継ぐように、病院からも地域へも患者さんとその家族の思いをつなぐ必要があります[4]。

第 5 章　2 高齢者の QOL 向上のためにできること　〈患者さんの自己効力感を高める〉

患者さんの権利の遵守

医療倫理の四原則

自律性の尊重
自由かつ独立して考え、決定する
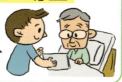

公正
社会的利益や負担を公正に与える
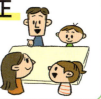

善行
患者に対して善を為す
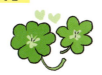

無危害
患者に対して害悪や危害を加えない
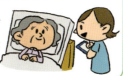

　しかし、緩和ケアサポートに対するニーズとして多かったのは、多い順に「終末期の意思決定における家族の意見の不一致への対処（58%）」「困難な行動への対処（41%）」「痛みの認識と管理（38%）」でした。在宅ケアや介護施設で働く看護スタッフは、緩和ケアを提供するうえで認知症患者とその家族にこれらのニーズを認識するよう働きかける必要があるといわれています[5]。

　このように、患者の希望か家族の希望なのかを区別し、「医療倫理の四原則」である「自律性の尊重」「公正」「善行」「無危害」のフォーマットを活用し、患者・家族を含む多職種間でカンファレンスを設けることや、患者にとっての最善の利益について、話し合いを重ねることも、自己意思決定支援もしくは、自己意思形成支援につながるプロセスとして重要と考えます。

第 5 章　2 高齢者の QOL 向上のためにできること　〈患者さんの自己効力感を高める〉

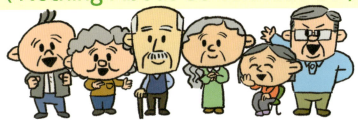

インフォームド・コンセントは患者さんの自己決定に重要なことです。しかしせん妄や認知症、精神の問題をもつ患者の場合など、意思決定がむずかしい場合があります。しかし自己判断能力に支障があったとしても、まずは患者さんに「〇〇さんは、どうお考えですか」など自己の意思を尋ねることが重要です。せん妄を起こしているから、注意障害や見当識障害があるからと決めつけず尋ねている医療者の態度から、==大切にされている安心感を伝える==ことが大切です。

ノーマライゼーションで知られているように、すべての人が差別されることなく同じように生活できる、障害の有無にかかわらず地域のなかでともに生活するという考え方があります[5]。障害者権利条約では、障がいを有していても、障がいのない人と同じようにインクルーシブ教育を受ける権利などを定め、障がいを持つ人が障がいのない人と同じような生活を目指すことがうたわれています。せん妄や認知症の有無にかかわらず、主人公はその人生を生きているご本人です。==当事者のことは当事者に決めてもらう意識==を、看護実践のなかで非言語的態度でも伝えられたらいいですね。

第 5 章　2 高齢者の QOL 向上のためにできること　〈患者さんの自己効力感を高める〉

内在的能力の維持・向上を目指す

高齢者のヘルシーエイジングを支援する

- 内在的能力の低下
- 高齢者の社会的ケアのニーズ
- 介護者の支援に関連する優先課題

- 認知機能の低下
- 移動手段の制限
- 栄養障害
- 視覚障害
- 聴力低下
- 抑うつ症状
- 社会的ケアと支援
- 介護者支援

機能的能力＝内在的能力と生活環境との組み合わせ

WHO のエイジングと健康に関するワールドレポートでは、「ヘルシーエイジング」を「ウエルビーイングを育む機能的能力を身につけ維持すること」と定義しています。この指針では、内在的能力の低下、高齢者の社会的ケアのニーズ、介護者の支援に関連する以下の優先課題に取り組むことで、ヘルシーエイジングを支援します。

「機能的能力」は「内在的能力と生活環境との組み合わせや相互作用」であり、「内在的能力」とは「個人の身体的および精神的能力（心理的機能を含む）の組み合わせ」です。機能的能力と内在的能力は加齢とともに低下しますが、実年齢とこれらの能力の低下の程度は、個人によってさまざまです[6]。臨床現場や地域の医療者は、それぞれの患者さんの内在的能力の低下について時間をかけて繰り返し評価し、回復や維持を目指してセルフケアにつなげるよう努めています。そうすることで、機能的能力が失われる前の状態に近づける介入が可能になります[6]。

第 5 章　2 高齢者の QOL 向上のためにできること　〈地域への橋わたし〉

> **みんながリエゾン**
>
> ## 自己効力感を回復・維持・向上を見守る関係性を地域につなぐ
>
> ### 入院中のせん妄出現と薬剤情報がメイン情報ではない
>
> - せん妄改善や抑制解除のために実施した多職種連携内容
> - 不穏でないときの健康面の情報
> - 内在的能力の向上／維持をめざすセルフケア内容　など
>
>
>
> **本人なりのリカバリーをみんなで認め、励まし、ほめる。
> 心の居場所を地域に引き継ぐ**

　大事なのは、地域につなげる情報を「入院中にせん妄が出現した」というリスク面だけにしないということです。リスクだけが先行した情報だと、予防的に薬剤による鎮静や抑制を開始するといった過剰な反応になりかねません。せん妄が出現したという情報は必要ですが、遷延させないために行った早期のチューブ類の抜去や、リハビリなどの多職種で協働したケア内容、本人なりにできるセルフケア内容と進捗状況を地域に引き継ぐことこそが、一生涯にわたるせん妄ケアとして大切なことです。不穏でないときの「その人らしさ」が見える情報も引き継ぎ、地域での医療者と患者さんの関係づくりに役立ててもらうことが、重要な橋渡し（リエゾン）になるでしょう。

　入院中に喪失した自己効力感を、地域でも回復・維持・向上させていけるような高齢患者の精神面へのフォローアップが必要です。それが、「内在的能力の維持・向上をめざすセルフケア」を実施するための「リカバリー」になります。「せん妄の火を出さない、火がついてもすぐに消火できるケア」に、患者・家族を含めたチーム全員で取り組み、そのときのその人らしさを尊重した「ベストケア」につなげたいですね。

引用・参考文献

【1章】

1) Inouye, SK. et al. Delirium in elderly people. Lancet. 383, 2014, 911-22.

2) Pitkala, KH. et al. Prognostic significance of delirium in frail older people. Dement Geriatr Cogn Disord. 19 (2-3), 2005, 158-63.

【2章1】

1) van Spronsen M. et al, Synapse pathology in psychiatric and neurologic disease. Curr Neurol Neurosci Rep. 10 (3), 2010, 207-14.

2) Mignot, E.Physiology. Physiology. The perfect hypnotic?. Science. 340 (6128), 2013, 36-8.

3) Rudolph, U. et al. Benzodiazepine actions mediated by specific gamma-aminobutyric acid (A) receptor subtypes. Nature. 401 (6755), 1999, 796-800.

4) 三島和夫. 高齢者の睡眠と睡眠障害. 保健医療科学. 64 (1), 2015, 27-32.

5) Thomas, ES. et al. Orexin receptors: pharmacology and therapeutic opportunities. Annu Rev Pharmacol Toxicol. 51, 2011, 243-66.

6) Sakurai, T. The neural circuit of orexin (hypocretin): maintaining sleep and wakefulness. Nat Rev Neurosci. 8 (3), 2007, 171-81.

7) Thannickal, TC. et al. A decade of hypocretin/orexin: accomplishments in sleep medicine. Sleep Med Rev. 13 (1), 2009, 5-8.

8) Russell, R. et al. Comparison of Lemborexant With Placebo and Zolpidem Tartrate Extended Release for the Treatment of Older Adults With Insomnia Disorder: A Phase 3 Randomized Clinical Trial. JAMA Netw Open. 2 (12), 2019, e1918254.

9) Xu, S. et al. Suvorexant for the prevention of delirium: A mSuvorexant for the prevention of delirium: A meta-analysis.Medicine. 99 (30), 2020, e21043.

10) Wong, J. et al. Trends in Dispensing of Zolpidem and Low-Dose Trazodone Among Commercially Insured Adults in the United States, 2011-2018. JAMA. 324 (21), 2020, 2211-3.

11) Wada, K. et al. First- and second-line pharmacological treatment for delirium in general hospital setting-Retrospective analysis. Asian J Psychiatr. 32, 2018, 50-3.

【2章2】

1) American Psychiatric Association. DSM-5 精神疾患の診断・統計マニュアル. 日本精神神経学会監訳. 東京, 医学書院, 2014, 932p.

2) American Psychiatric Association. DSM-5-TR 精神疾患の分類と診断の手引. 日本精神神経学会監訳. 東京, 医学書院, 2023, 480p.

3) 松﨑朝樹ほか. 神経認知障害群：DSM-5 から DSM-5-TR への診断基準の変更点. 精神医学. 65 (10), 2023, 1434-8.

4) American Psychiatric Association. DSM-IV-TR 精神疾患の分類と診断の手引. 日本精神神経学会監訳. 東京, 医学書院, 2003, 328p.

5) 井上真一郎. せん妄診療実践マニュアル. 改訂新版. 東京, 羊土社, 2022, 278p.

6) 岸本寛史. せん妄の緩和ケア：心理面への配慮. 東京, 誠信書房, 2021, 135-7.

7) 浦上克哉. これでわかる認知症診療：かかりつけ医と研修医のために. 改訂第2版. 東京, 南江堂, 2012, 28-9.

8) 湘南地区メディカルコントロール協議会. 意識障害ガイドライン 2019, https://www.shonan-mc.org/images/guideline/kguide/ishiki-syougai2019.pdf（2024/9/2 閲覧）

【2章3】

1) 小川朝生ほか編. DELTA プログラムによるせん妄対策：多職種で取り組む予防, 対応, 情報共有. 東京, 医学書院, 2019, 240p.

【3章1】

1) Devlin, JW. et al. Efficacy and safety of quetiapine in critically ill patients with delirium: a prospective, multicenter, randomized, double-blind, placebo-controlled pilot study. Crit Care Med. 38 (2), 2010, 419-27.

2) Tahir,TA. et al. A randomized controlled trial of quetiapine versus placebo in the treatment of delirium. J Psychosom Res. 69 (5), 2010, 485-90.

3) Maneeton, B. et al. Quetiapine versus haloperidol in the treatment of delirium: a double-blind, randomized, controlled trial. Drug Des Devel Ther. 24 (7), 2013, 657-67.

4) アステラス製薬. セロクエル® 錠25mg, 100 mg, 200 mg, 細粒 50%. 添付文書. 2023 年6月改訂版. 東京, アステラス製薬, 2018.

5) ヤンセンファーマ. リスパダール® 錠 1mg, 2 mg,

161

3 mg, 細粒 1%. 2021 年 7 月改訂版. 添付文書およびインタビューフォーム. 東京, ヤンセンファーマ, 2021.

6) Wang, W. et al. Haloperidol prophylaxis decreases delirium incidence in elderly patients after noncardiac surgery: a randomized controlled trial*. Crit Care Med. 40 (3), 2012, 731-9.

7) Pedersen, SS. et al. Effects of a screening and treatment protocol with haloperidol on post-cardiotomy delirium: a prospective cohort study. Interact Cardiovasc Thorac Surg. 18 (4), 2014, 438-45.

8) Shen, YZ. et al. Effects of Haloperidol on Delirium in Adult Patients: A Systematic Review and Meta-Analysis. Med Princ Pract. 27 (3), 2018, 250-9.

9) 住友ファーマ. セレネース® 注 5 mg. 2022 年 4 月改訂版. 添付文書およびインタビューフォーム. 東京, ヤンセンファーマ, 2022.

10) Hui, D. et al. Effect of Lorazepam With Haloperidol vs Haloperidol Alone on Agitated Delirium in Patients With Advanced Cancer Receiving Palliative Care: A Randomized Clinical Trial. 318 (11), 2017, 1047-56.

11) Hui, D. et al. Neuroleptic strategies for terminal agitation in patients with cancer and delirium at an acute palliative care unit: a single-centre, double-blind, parallel-group, randomised trial. Lancet Oncol. 21 (7), 2020, 989-98.

【3 章 2】

1) 吉井ひろ子. 医師につなぐためのポイント：リエゾンナースのせん妄マネジメントに焦点をあてて. 精神科看護. 44, (1), 2016, 21-6.

2) 吉井ひろ子. 多職種連携で活用される看護記録とは精神科リエゾンチーム活動を通じて. 精神科看護. 45 (8), 2018, 12-5.

【3 章 3】

1) O'Mahony, R. et al, Synopsis of the National Institute for Health and Clinical Excellence guideline for prevention of delirium. Ann Intern Med. 154 (11), 2011, 746-51.

2) 山内英樹. 心臓手術を受けた患者の回復過程における ICU 体験と ICU 退室後の記憶の様相. 東京女子医科大学看護学会誌. 11 (1), 2016, 1-11.

3) Okawa, M. et al. Circadian rhythm disorders in sleep-waking and body temperature in elderly patients with dementia and their treatment. Sleep. 14 (6), 1991, 478-85.

4) McCurry, SM. et al. Sleep dysfunction in Alzheimer's disease and other dementias. Curr Treat Options Neurol. 5 (3), 2003, 261-72.

5) Schweickert, WD. et al. Early physical and occupational therapy in mechanically ventilated, critically ill patients: a randomized controlled trial. Lancet. 373 (9678), 2009, 1874-82.

6) 大阪府退院支援・在宅療養における多職種連携の在り方検討委員会. 入退院支援の手引き（平成 30 年度版）, https://www.pref.osaka.lg.jp/o090090/kaigoshien/iryoukaigorenkei/iryoukaigotebiki.html. （2024/9/2 閲覧）

7) 医学通信社編. 診療点数早見表 2024 年度版. 東京, 医学通信社, 2024, 155-7.

【4 章 1】

1) Ahmed, S. et al. Risk factors for incident delirium among older people in acute hospital medical units: a systematic review and meta-analysis. Age Ageing. 43 (3), 2014, 326-33.

2) Fick, DM. et al. Delirium superimposed on dementia is associated with prolonged length of stay and poor outcomes in hospitalized older adults. J Hosp Med. 8 (9), 2013, 500-5.

3) 吉村匡史ほか. 認知症患者における最新のせん妄対策：予防と治療. 精神科治療学. 36 (12), 2021, 1405-9.

4) 永田久美子監修. 認知症の人たちの小さくて大きなひと言：私の声が見えますか?. 神奈川, harunosora, 2015, 160p.

【4 章 2】

1) 島田裕之編. フレイルの予防とリハビリテーション. 東京, 医歯薬出版, 2015, 192p.

2) Inouye, SK. et al. A predictive model for delirium in hospitalized elderly medical patients based on admission characteristics. Ann Intern Med. 119 (6), 1993, 474-81

3) 遠藤拓郎. 75 歳までに身につけたいシニアのための 7 つの睡眠習慣. 東京, サンクチュアリ出版, 2021, 220p.

4) Boltz, M. et al. Pain Incidence, Treatment, and Associated Symptoms in Hospitalized Persons with Dementia. Pain Manag Nurs. 22 (2), 2021, 158-63.

5) Pesonen, A. et al. Evaluation of easily applicable pain measurement tools for the assessment of

pain in demented patients. Acta Anaesthesiol Scand. 53（5）, 2009, 657-64.

6) Burns, M. et al. Palliative care in dementia: literature review of nurses' knowledge and attitudes towards pain assessment. Int J Palliat Nurs. 21（8）, 2015, 400-7.

7) 国際疼痛学会（International Association for the Study of Pain：IASP）2020：『痛みの定義』の改訂

8) 浅野久美子. "行動／心理症状は認知症患者の苦痛を表すメッセージ". 今はこうする！高齢患者ケア. 戸島郁子編. 2022, 46-7.

9) 厚生労働省. 地域包括ケアシステムの推進. 25-6, https://www.mhlw.go.jp/content/12300000/000698293.pdf.（2023/7/25 閲覧）

10) 吉井ひろ子. "高齢者の攻撃性を治療するための抗精神病薬の使用に関する最良のエビデンスは？". JBI：推奨すべき看護実践：海外のエビデンスを臨床で活用する. 植木慎悟ほか編. 東京, 日本看護協会出版, 2020, 239-46.

11) 吉井ひろ子. "医療施設での攻撃や暴力の管理に関する最良のエビデンスは？". JBI：推奨すべき看護実践：海外のエビデンスを臨床で活用する. 植木慎悟ほか編. 東京, 日本看護協会出版, 2020, 247-57.

12) 松尾康志. 包括的暴力防止プログラム（CVPPP）の開発プロセス：当事者の視点に立って改善を重ねて. 精神科看護. 33（3）, 2006, 31-5.

13) 冨川順子. "患者の暴力や攻撃性への方策としての隔離／身体拘束の効果に関する最良のエビデンスは？". JBI：推奨すべき看護実践：海外のエビデンスを臨床で活用する. 植木慎悟ほか編. 東京, 日本看護協会出版, 2020, 214-28.

14) 本田美和子. 「優しさを伝えるマルチモーダル・コミュニケーション・ケア技法：ユマニチュード」はなぜ有効なのか：情報学的・生理学的・哲学的考. 認知症ケア研究. 6, 2022, 28-39.

15) 平島洸. Comfort（ケア）の概念モデルに基づく心不全認知症患者への看護介入：自己学習に基づいたユマニチュードを用いて. 福岡赤十字看護研究会集録. 57（33）, 2019, 54-7.

16) 大坪昌喜ほか. 我が国におけるユマニチュード実践の現状と課題に関する文献的考察. 熊本保健科学大学研究誌.（17）, 2020, 83-94.

17) O'Rourke, G. et al. Interventions to support recovery following an episode of delirium: A realist synthesis. Aging Ment Health. 25（10）, 2021, 1769-85.

【4章3 ICU せん妄】

1) Roze des Ordons. et al. Spiritual distress in family members of critically ill patients: Perceptions and experiences. J Palliat Med. 23（2）, 2020, 198-210.

2) Madrid-Navarro. et al. Disruption of circadian rhythms and delirium, sleep impairment and sepsis in critically ill patients. Potential therapeutic implications for increased light-dark contrast and melatonin therapy in an ICU environment. Curr Pharm Des. 21（24）, 2015, 3453-68.

3) Van Rompaey, B. et al. Risk factors for delirium in intensive care patients: A prospective cohort study. Crit Care. 13（3）, 2009, R77.

4) Needham, DM. et al. Improving long-term outcomes after discharge from intensive care unit: report from a stakeholders' conference. Critical care medicine. Crit Care Med. 40（2）, 2012, 502-9.

5) Desai, SV. et al. Needham DMLong-term complications of critical care Crit Care Med. 39（2）, 2011, 371-9.

6) Needham, DM. et al. Improving long-term outcomes after discharge from intensive care unit: report from a stakeholders' conference. Crit Care Med, 40（2）, 2012, 502-9.

7) Brummel, NE. et al. Understanding and reducing disability in older adults following critical illness. Crit Care Med. 43（6）, 2015, 1265-75.

8) Briegel, I. et al. Quality of results of therapy of acute respiratory failure : changes over a period of two decades. Anaesthesist. 62（4）, 2013, 261-70.

9) Wintermann, GB. et al. Stress disorders following prolonged critical illness in survivors of severe sepsis. Crit Care Med. 43（6）, 2015, 1213-22.

10) Parker, AM. et al. Posttraumatic stress disorder in critical illness survivors: a metaanalysis. Crit Care Med. 43（5）, 2015, 1121-9.

11) Davidson, JE. et al. Patient and Family Post-Intensive Care Syndrome. AACN Adv Crit Care. 27（2）, 2016. 184-6.

12) Davidson JE. et al. Family response to critical illness: postintensive care syndrome-family. Crit

Care Med. 40 (2), 2012, 618-24.

13) Kentish-Barnes, N. et al. Complicated grief after death of a relative in the intensive care unit. Eur Respir J. 45 (5), 2015, 1341-52.

14) Harvey, MA. et al. Postintensive Care Syndrome: Right Care, Right Now…and Later. Crit Care Med. 44 (2), 2016, 381-5.

15) Vasilevskis,EE. et al. Reducing iatrogenic risks: ICU-acquired delirium and weakness--crossing the quality chasm. Chest. 138 (5), 2010, 1224-33.

16) Teng, J. et al. Effectiveness of sleep interventions to reduce delirium in critically ill patients: A systematic review and meta-analysis. J Crit Care. 78, 2023, 154342.

17) Centers for Disease Control and Prevention. Catheterassociated urinary tract infection: CAUTI, https://www.cdc.gov/hai/cauti/uti.html. (2024/8/20 閲覧)

18) 栢内直美ほか. 一般病棟における尿道留置カテーテル関連尿路感染症の発生と適正使用状況について：単施設後ろ向きコホート研究. 日本環境感染学会. 37 (3), 2022, 69-77.

19) 坂本史衣. カテーテル関連尿路感染を防ぐ多角的介入. 日本環境感染学会誌. 34 (1), 2019, 1-6.

20) 米国感染予防・制御学会（Association for Professionals in Infection Control and Epidemiology：APIC）

21) Petrinec, AB. et al. Coping strategies and posttraumatic stress symptoms in post-ICU family decision makers. Crit Care Med. 43 (6), 2015, 1205-12.

22) Garrouste-Orgeas, M. et al. Impact of an intensive care unit diary on psychological distress in patients and relatives*. Crit Care Med. 40 (7), 2012, 2033-40.

23) 山田親代ほか. Post Intensive Care Syndrome (PICS) への効果的な看護介入に関する文献検討. 京都府立医科大学看護学科紀要. 33, 2023, 19-27.

24) Balas, MC. et al. Adapting the ABCDEF Bundle to Meet the Needs of Patients Requiring Prolonged Mechanical Ventilation in the Long-Term Acute Care Hospital Setting: Historical Perspectives and Practical Implications. Semin Respir Crit Care Med. 37 (1), 2016, 119-35.

25) Hönig, K. et al. Relatives in intensive care units: (Un) Satisfied needs. Nervenarzt. 87 (3), 2016, 269-75.

26) Kang, J. et al. State anxiety, uncertainty in illness, and needs of family members of critically ill patients and their experiences with family-centered multidisciplinary rounds: A mixed model study. PLoS One. 15 (6), 2020, e0234296.

【4章3 一般病棟】

1) Toye, C. et al. Experiences, understandings and support needs of family carers of older patients with delirium: a descriptive mixed methods study in a hospital delirium unit. Int J Older People Nurs. 9 (3), 2014, 200-8.

2) Paulson, CM. et al. A Family-Focused Delirium Educational Initiative With Practice and Research Implications. Gerontol Geriatr Educ. 37 (1), 2016, 4-11.

3) Steis, MR. et al. Screening for delirium using family caregivers: convergent validity of the Family Confusion Assessment Method and interviewer‐rated Confusion Assessment Method. J Am Geriatr Soc. 60 (11), 2012, 2121-6.

4) Yang, Y. et al. Incidence and associated factors of delirium after orthopedic surgery in elderly patients: a systematic review and meta-analysis. Aging Clin Exp Res. 33 (6), 2021, 1493-506.

5) Zijlstra,GA. et al. Effects of multicomponent cognitive behavioural group intervention on fear of falling and activity avoidance in community-dwelling older adults: results of a randomized controlled trial. J Am Geriatr Soc. 57 (11), 2009, 2020-8.

6) 吉井ひろ子. "在宅高齢者の転倒転落予防のための認知行動療法における最良のエビデンスは？". JBI：推奨すべき看護実践：海外のエビデンスを臨床で活用する. 牧本清子監修. 2020. 東京, 日本看護協会出版, 269-75.

7) Bergjan, M. et al. Validation of two nurse-based screening tools for delirium in elderly patients in general medical wards. BMC Nurs. 19, 2020, 72.

8) Bolt, SR. et al. Nursing Staff Needs in Providing Palliative Care for Persons With Dementia at Home or in Nursing Homes: A Survey. J Nurs Scholarsh. 52 (2), 2020, 164-73.

9) 三島和夫. 高齢者の睡眠と睡眠障害. 保健医療科学. 64 (1), 2015, 27-32.

10) 日本老年医学会. 高齢者の安全な薬物療法ガイドライン 2005. 東京, メジカルビュー社, 2005, 174p.

11) 秋下雅弘. 高齢者の薬物療法：ポリファーマシーとフレイルへの配慮. 日本内科学会雑誌. 109 (3), 2020, 545-9.

【4章3 アルコール離脱せん妄】

1) 樋口進. 新版アルコール依存症から抜け出す本. 東京, 講談社, 2018, 102p.

2) 吉井ひろ子. アルコール離脱症状の管理に関する最良のエビデンスは？. JBI：推奨すべき看護実践：海外のエビデンスを臨床で活用する. 植木慎悟ほか編. 東京, 日本看護協会, 2020, 258-68.

3) Tessendorf, CD. et al. Acute Osmotic Central Pontine Demyelination in an Alcoholic Patient With Normal Sodium Levels and a Vitamin B6 Deficiency. South Dakota medicine. S D Med. 77 (7), 2024, 316-9.

4) 黒田岳志ほか. 総説 マルキアファーヴァ・ビニャミ病の画像診断. BRAIN and NERVE. 66 (9), 2014, 1079-88. https://webview.isho.jp/journal/detail/pdf/10.11477/mf.1416101889 (2024/8/3 閲覧).

5) Angarita, GA. et al. Sleep abnormalities associated with alcohol, cannabis, cocaine, and opiate use: a comprehensive review. Addict Sci Clin Pract. 11 (1), 2016, 9.

6) アルコール依存症治療ナビ・回復を願うご家族の方へ. http://alcoholic-navi.jp/about/therapy/hope/ (2023/8/3 閲覧)

7) 樋口進ほか編. 健康日本 21 推進のためのアルコール保健指導マニュアル. 東京, 社会保険研究所, 2003, 276p.

【4章3 緩和ケア】

1) Bush, SH. et al. The assessment and management of delirium in cancer patients. Oncologist. 14 (10), 2009, 1039-49.

2) Watt, CL. et al. The incidence and prevalence of delirium across palliative care settings: A systematic review. Palliat Med. 33 (8), 2019, 865-77.

3) Akechi, T. et al. Psychiatric disorders in cancer patients: descriptive analysis of 1721 psychiatric referrals at two Japanese cancer center hospitals. Jpn J Clin Oncol. 31 (5), 2001, 188-94.

4) Bush, SH. et al. Delirium in adult cancer patients: ESMO Clinical Practice Guidelines. Ann Oncol. 29 (Suppl 4), 2018, iv143-iv165.

5) Hosie, A. et al. Delirium prevalence, incidence, and implications for screening in specialist palliative care inpatient settings: a systematic review. Palliat Med. 27 (6), 2013, 486-98.

6) Bush, SH. et al. Delirium in adult cancer patients: ESMO Clinical Practice Guidelines. Ann Oncol. 29 (Suppl 4), 2018, iv143-iv165.

7) Meagher, DJ. et al. Phenomenology of delirium. Assessment of 100 adult cases using standardised measures. Br J Psychiatry. 190, 2007, 135-41.

8) Agar, M. et al. Delirium at the End of Life. Med Clin North Am. 104 (3), 2020, 491-501.

9) Breitbart, W. et al. The Memorial Delirium Assessment Scale. J Pain Symptom Manage. 13 (3), 1997, 128-37.

10) Lawlor, PG. et al. Clinical utility, factor analysis, and further validation of the memorial delirium assessment scale in patients with advanced cancer: Assessing delirium in advanced cancer. Cancer. 88 (12), 2000, 2859-67.

11) Trzepacz, PT. et al. Validation of the Delirium Rating Scale-revised-98: comparison with the delirium rating scale and the cognitive test for delirium. J Neuropsychiatry Clin Neurosci. 13 (2), 2001, 229-42.

12) Hosie, A. et al. Inclusion, characteristics and outcomes of people requiring palliative care in studies of non-pharmacological interventions for delirium: A systematic review. Palliat Med. 33 (8), 2019, 878-99.

13) Hshieh, TT. et al. Effectiveness of multicomponent nonpharmacological delirium interventions: a meta-analysis. JAMA Intern Med. 175 (4), 2015, 512-20.

14) Lawlor, PG. et al. Delirium in patients with advanced cancer. Hematol Oncol Clin North Am. 16 (3), 2002, 701-14.

15) De La Cruz, M. et al. The Frequency, Characteristics, and Outcomes Among Cancer Patients With Delirium Admitted to an Acute Palliative Care Unit. Oncologist. 20 (12), 2015, 1425-31.

16) Fainsinger, R. et al. Treatment of delirium in a terminally ill patient. J Pain Symptom Manage. 7 (1), 1992, 54-6.

17) Breitbart, W. et al. Evidence-based treatment of

delirium in patients with cancer. J Clin Oncol. 30
(11), 2012, 1206-14

18) Bush, S. et al. Delirium in adult cancer patients:
ESMO Clinical Practice Guidelines. Ann Oncol. 29
(Suppl 4), 2018, iv143-iv65.

19) De La Cruz, M. et al. The frequency of missed
delirium in patients referred to palliative care in
a comprehensive cancer center. Support Care
Cancer. 23 (8), 2015, 2427-33.

【5章2】

1) 厚生労働省. 健康寿命の令和元年値について,
https://www.mhlw.go.jp/content/10904750/000872952.
pdf（2024/8/20 閲覧）.

2) 長谷川和夫ほか編. 老人心理へのアプローチ. 東京,
医学書院, 1975, 222p.

3) 井上勝也ほか編. 新版老年心理学. 東京, 朝倉

4) 大藤純. Post-Intensive Care Syndrome（PICS）
の概念と対策：睡眠障害と譫妄を中心に. 四国医
学雑誌. 74 (3-4), 2018, 89-100.

5) Bolt,SR. et al. Nursing Staff Needs in Providing
Palliative Care for Persons With Dementia at
Home or in Nursing Homes: A Survey. J Nurs
Scholarsh. 52 (2), 2020, 164-73.

6) WHO. 高齢化と健康に関するワールドレポート,
https://iris.who.int/bitstream/
handle/10665/186468/WHO_FWC_ALC_15.01_
jpn.pdf?sequence =5&isAllowed=y（2024/8/25 閲
覧）.